实用眼科学与临床实践

SHIYONG YANKEXUE YU LINCHUANG SHIJIAN

主编 许 晓 胡亚丽 徐晶晶 许继伟

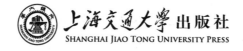

上海交通大学出版社
SHANGHAI JIAO TONG UNIVERSITY PRESS

内容提要

　　本书主要介绍了眼眶疾病、眼睑疾病、角膜疾病等知识，包括其概述、临床表现、诊断、治疗及临床路径等。本书不仅适合眼科学专业人员使用，对其他专业的临床医师也有参考价值。

图书在版编目（CIP）数据

　　实用眼科学与临床实践／许晓等主编. --上海：
上海交通大学出版社，2023.12
　　ISBN 978-7-313-29920-8

　　Ⅰ．①实… Ⅱ．①许… Ⅲ．①眼科学 Ⅳ．①R77

中国国家版本馆CIP数据核字（2023）第224236号

实用眼科学与临床实践
SHIYONG YANKEXUE YU LINCHUANG SHIJIAN

主　　编：许　晓　胡亚丽　徐晶晶　许继伟
出版发行：上海交通大学出版社
邮政编码：200030
印　　制：广东虎彩云印刷有限公司
开　　本：710mm×1000mm　1/16
字　　数：221千字
版　　次：2023年12月第1版
书　　号：ISBN 978-7-313-29920-8
定　　价：198.00元

地　　址：上海市番禺路951号
电　　话：021-64071208
经　　销：全国新华书店
印　　张：12.75
插　　页：2
印　　次：2023年12月第1次印刷

Foreword 前言

随着社会的进步和科学技术的发展,我国眼科事业在基础理论、临床医疗、仪器设备等方面都有了迅速地发展和提高,近年来在有些领域已接近或达到国际先进水平。在多年的临床工作中,我们发现有相当一部分眼科疾病,如果就诊及时、治疗合理,是可以收到满意或比较满意的效果的。反之,不及时就医小病拖成大病,把可治之症变成慢性的难治之症或者不治之症。如何针对发现的问题及时选择适当的诊断与治疗方法并解决相关问题,是眼科医师所必须学习和掌握的技能。因此,编者们参考了国内外相关专著及论文,并结合自身多年的临床经验,编写了《实用眼科学与临床实践》一书。

本书主要介绍了眼眶疾病、眼睑疾病、角膜疾病等知识,包括其概述、临床表现、诊断、治疗及临床路径等。本书内容科学、实用,具有很强的可操作性,对于规范眼科检查和治疗以及技术操作,提高医疗质量具有重要的指导作用,不仅适用于眼科学专业人员使用,对其他专业的临床医师也有参考价值。

编者们在编写过程中力求精益求精,参考了许多专业书籍和文献,得到了相关专家的支持和帮助,在此向相关人员和单位表示衷心的感谢。虽然对稿件进行了多次认真的修改,但由于编写经验不足,加之时间有限,书中难免存在遗漏或不足之处,敬请广大读者提出宝贵的修改建议,以期再版时修正完善。

《实用眼科学与临床实践》编委会

2023 年 2 月

Contents **目录**

第一章

眼科常见症状与体征

第一节 眼 痛

眼部疼痛包括眼睑疼痛、眼球疼痛、眼球后部疼痛及眼眶疼痛。

一、眼睑疼痛

眼睑疼痛为浅在性,疼痛部位明确,患者主诉确切,较易诊断。

(一)病因

眼睑的急性炎症、理化性、机械性损伤、蚊虫叮咬等。

(二)临床表现

1.炎症性疼痛

如眼睑单纯疱疹、带状疱疹和睑腺炎均可表现为眼睑疼痛,炎症消退则疼痛缓解。

2.理化性、机械性损伤性疼痛

其包括眼睑皮肤擦伤、裂伤、酸碱烧伤和热灼伤等,疼痛局限且剧烈,并伴有相应皮肤损害。

3.眼睑皮肤蚊虫叮咬

眼睑皮肤局部疼痛伴肿胀,有蚊虫叮咬史,可查见蚊虫叮咬痕迹。

二、眼球疼痛

眼球疼痛可表现为磨痛、刺痛、胀痛等多种形式,常合并有头痛。

(一)病因

1.急性炎症引起眼球疼痛

如角膜炎、巩膜炎、急性虹膜睫状体炎和眼内炎等。

2.急性眼压升高引起眼球疼痛

如急性闭角型青光眼。

3.眼外伤引起眼球疼痛

如角膜异物伤、角膜擦伤、眼球穿孔伤及角、结膜热灼伤与化学烧伤等。

(二)临床表现

1.炎症性眼痛

起病急,表现为磨痛、刺痛或胀痛,同时伴有畏光、流泪和眼睑痉挛等症状。

(1)角膜炎:主要表现为刺痛或磨痛,疼痛的程度因感染性质不同而不同。如铜绿假单胞菌性角膜溃疡,疼痛剧烈;真菌性角膜炎则疼痛相对较轻;而病毒性角膜炎因病变区感觉神经不同程度麻痹,疼痛也相应较轻。

(2)球筋膜炎:为磨痛,局限于眼球的一侧,随眼球转动而疼痛加重。

(3)巩膜外层炎:疼痛局限于病变区,有明显压痛及轻度刺激症状。

(4)巩膜炎:包括前部巩膜炎、后部巩膜炎和坏死性巩膜炎。前部巩膜炎时眼部疼痛剧烈,有刺激症状,因病变位于直肌附着处,疼痛随眼球转动而加剧。后部巩膜炎时眼痛剧烈,伴有球结膜水肿、眼球突出、眼球运动受限及复视。

(5)急性虹膜睫状体炎:眼球胀痛,触之疼痛加剧,伴同侧头痛,视力剧降,睫状充血,房水混浊,角膜后沉着物及瞳孔缩小、不规则、闭锁或膜闭。

(6)眼内炎:剧烈眼痛、头痛,视力剧降或失明。角膜水肿、前房闪辉强阳性及前房积脓。眼压升高,虹膜膨隆,玻璃体混浊。玻璃体积脓时瞳孔区呈黄光反射。炎症继续发展可发生全眼球炎及急性化脓性眶蜂窝织炎。

2.高眼压性眼痛

原发性急性闭角型青光眼、睫状环阻塞性青光眼和某些继发性青光眼均可引起剧烈眼痛,伴头痛、恶心、呕吐,严重疼痛时,患者有眼球欲脱出之感。视力骤降,睫状充血,角膜雾状混浊,前房浅,眼压常在5.33 kPa以上。

3.外伤性眼痛

(1)角膜上皮损伤:角膜擦伤、异物伤,紫外线及各种化学物质均可致角膜上皮损伤,引起磨痛或刺痛,且随眼球转动而加剧,同时伴有畏光、流泪、眼睑痉挛等症状。

(2)眼球挫伤:挫伤引起的外伤性虹膜睫状体炎可致眼球胀痛;挫伤引起的前房积血、房角后退、晶状体脱位与外伤性白内障均可因继发性青光眼而致眼球胀痛;严重的挫伤引起的眼球破裂伤,因破裂部位多位于角巩膜缘,损伤角膜、虹膜和睫状体而致眼球刺痛。

(3)眼球穿孔伤:伤口多位于眼前部的角膜与巩膜,角膜、虹膜,睫状体受损而致眼球刺痛,同时伴有眼内容物脱出、出血及视力障碍。早期因伤口而痛,晚期则多因继发性炎症而痛。

(4)屈光性疼痛:未矫正的远视、散光、双眼屈光参差太大均可引起眼球、眼眶及眉弓部胀痛。这种因视疲劳引起的疼痛可通过合理矫正屈光不正、适当休息而缓解。

三、眼球后疼痛

眼的感觉神经睫状神经节受损可引起眼球后部的刺痛和牵拉痛。

(一)病因

常见原因为急性球后炎症、出血、外伤及某些全身性疾病。

(二)临床表现

1.急性炎症性疼痛

其包括急性球后视神经炎、眶尖部邻近组织炎症性病灶,如鼻旁窦炎、眼带状疱疹。

(1)急性球后视神经炎:眶内段视神经急性水肿可引起眼眶深部牵引痛和压迫感,尤其是眼球运动时疼痛加剧,同时伴有视力显著下降。

(2)蝶窦炎:因蝶窦位于眶尖部,急性炎症时可出现球后疼痛,此种疼痛多与眼球运动无关,而压迫眼球时疼痛加剧。

(3)眶尖骨膜炎:本病多继发于鼻旁窦炎,眼球后部胀痛,压迫眼球疼痛加剧,眼睑、球结膜水肿,伴有眶上裂综合征,引起动眼神经、滑车神经和外展神经麻痹,眼神经分布区感觉减退或丧失。若视神经受压或炎症浸润可引起眶尖综合征,而导致不同程度的视力减退。

(4)眼带状疱疹:带状疱疹累及睫状神经节时引起球后疼痛,皮肤出现疱疹前数天即可发生。尤其是老年人可因带状疱疹而致难以忍受的球后剧痛。

2.外伤性球后疼痛

眶部及颅脑外伤均可致眶尖部组织出血、水肿而出现球后疼痛,甚至可致眼球前突、运动障碍及视力减退。

第二节 畏 光

畏光是眼球对光线照射不能耐受的一种现象。包括生理性保护反应和病理性反应,这里仅介绍病理状态下的畏光。

一、病因

常见原因有眼前部急性炎症,包括机械性、物理性和化学性等因素所致的眼外伤以及各种原因引起的瞳孔散大。

二、临床表现

(一)炎症性畏光

其因细菌、病毒或真菌等病原体引起角膜、虹膜与睫状体的炎症,均有明显的畏光症状。角膜炎时除畏光外还有疼痛、流泪、睫状充血、角膜混浊或溃疡形成等。虹膜睫状体炎时除畏光外,还有疼痛、流泪、房水混浊、角膜后沉着物、虹膜后粘连和晶状体前囊色素沉着等,并伴有视力下降。

(二)眼外伤

眼外伤主要是角膜、虹膜睫状体的外伤。角膜上皮擦伤、破裂伤、异物伤、热灼伤、电光性眼炎和刺激性毒气伤,除有明显畏光外,尚有角膜损害表现;外伤性虹膜睫状体炎、外伤性无虹膜、外伤性瞳孔散大等除明显畏光外,还有虹膜睫状体损害表现。

(三)瞳孔散大

瞳孔散大包括药物性、外伤性和青光眼性瞳孔散大。除具有畏光外,还有视力减退,调节减弱或麻痹。青光眼者还表现为剧烈头痛、眼痛、流泪、视力障碍以及恶心、呕吐等症状。

第三节 视力障碍

视力障碍为眼科就诊患者的常见主诉,多表现为视力减退、视物变形、视疲劳和先天性视力不良等。

视力分为中心视力和周围视力。视网膜黄斑部注视点的视力称为中心视力;视网膜黄斑部注视点以外的视力称为周围视力。平时所说的视力通常指中心视力,而视野检查是测量周围视力。

一、视力检查

(一)中心视力检查

中心视力检查包括远视力检查及近视力检查。

(二)远视力检查方法

(1)被检者立于距视力表 5 m 处,或视力表对面 2.5 m 处悬挂一平面镜,患者坐于视力表下,面向镜面进行检查。视力表悬挂高度应使第 5.0 行与被检眼在同一水平线上。

(2)检查时应遮盖一眼,一般应先查右眼,后查左眼。

(3)视力低于 0.1 者,患者向前移动 1 m 距离,视力为 $4/5×0.1=0.08$,依此类推。

(4)被检眼距离视力表 1 m 处仍不能辨认最大视标,则视力低于 0.02,应让患者背光而坐,检查者展开手指置于被检眼前,检查能辨认手指的距离,如于 50 cm 处,则记录为数指/50 cm,若不能辨认手指则查手动,如在 30 cm 处能辨认,则记录为手动/30 cm,若不见手动则查光感和光定位。

(5)光感和光定位检查应在暗室内进行,一般测量由近及远直到 6 m 为止。然后再测 1 m 远的光定位,将灯光距被检眼前 1 m 处,向上、下、左、右、左上、左下、右上、右下及中央九个方向移动,被检眼视正前方,测定能否辨认光源方向。

(三)近视力检查方法

多采用标准近视力表,有 12 行视标。检查在良好照明下进行,先查右眼后查左眼,正常眼应在 30 cm 处看清第 10 行,近视力为 1.0,不能看清最上一行,则视力为 0.1 或 0.1 不见。检查距离可由患者自己调整,应注明近点距离。如记录为近视力 1.0/30 cm。

二、临床症状

(一)急性视力减退

急性视力减退指视力可在数小时或数天内急剧较大幅度减退,严重者达眼前指数或光感,单眼者常为眼局部疾病引起,双眼者多为全身疾病引起。常见于以下几点。

(1)视网膜中央动脉栓塞。

(2)视神经疾病:缺血性视盘病变、视盘炎、急性球后视神经炎、视神经外伤、视神经脊髓炎等。

(3)玻璃体与视网膜出血:如视网膜静脉周围炎、视网膜中央静脉血栓形成、眼外伤等。

(4)视网膜脱离。

(5)视中枢病变与功能障碍:如癔症、皮质盲。

(6)全身疾病:高血压、贫血、烟草中毒、头外伤、脑肿瘤等。

(7)急性闭角型青光眼及急性葡萄膜炎等。

(8)角膜炎、角膜溃疡等。

(二)渐进性视力减退

渐进性视力减退呈慢性过程,患者多记不清发病的具体时间和原因。常见于屈光不正、斜视、弱视、慢性眼内炎症、屈光间质浑浊(角膜薄翳、斑翳、虹膜炎后遗症、白内障、玻璃体浑浊)视网膜病变、视神经及视路疾病等。

(三)远视力减退,近视力正常

(1)近视性屈光不正:加镜片可矫正。

(2)调节过度或睫状肌痉挛,引起一时性视力减退,经休息或使用睫状肌麻痹药(如阿托品眼液)后即可改善。

(3)药物性视力减退:如眼局部滴用毛果芸香碱或全身应用磺胺类药物等,一般停药后即恢复正常视力。

(4)全身性疾病:如部分糖尿病患者、妊娠中毒、马方(Marfan)综合征等,可通过全身检查证实。

(四)眼底正常,近视力差

(1)轻度远视或老视者验光配镜即可矫正。

(2)扁平角膜:多为先天性眼病。

(3)药物影响:如局部滴用睫状肌麻痹药。

(4)全身因素:包括无晶状体、Adie 瞳孔等。

(五)先天性视力不良

先天性视力不良多为眼发育不全,包括遗传性眼病。其共同特点为眼结构异常,视力低下。

(1)角膜畸形:如圆锥角膜、扁平角膜、先天性小眼球小角膜、大角膜及先天性青光眼等。

(2)虹膜及晶状体异常:包括多瞳症、永存瞳孔膜、无虹膜及虹膜脉络膜缺损,球形晶状体及无晶状体等。

（3）眼底病变：如原发性视网膜色素变性、视网膜劈裂症、遗传性黄斑变性、视盘缺如、视神经萎缩等。

（4）全身疾病及综合征：如白化病、马方综合征、Leber综合征等。

第四节　视　觉　异　常

一、形觉异常

(一)视物变形症

视物变形症即所见物体的形状发生改变。病因有散光、无晶状体眼佩戴高度凸球镜片；视细胞排列扭曲，如中心性浆液性脉络膜视网膜病变、黄斑囊样水肿、视网膜与脉络膜肿瘤、视网膜脱离、后极部玻璃体牵引视网膜前膜及视网膜脱离术后等。

(二)视物显大症和视物显小症

1.视物显大症

视物显大症，即所见物体比实际大，病因有以下两方面。

（1）屈光不正佩戴凸球镜片。

（2）单位面积视细胞增多，如中心性浆液性脉络膜视网膜病变、黄斑囊样水肿、黄斑外伤及出血的后期引起视网膜萎缩。

2.视物显小症

视物显小症，即所见物体比实际小，病因有以下三方面。

（1）近视眼佩戴凹球镜片。

（2）单位面积视细胞减少，如中心性浆液性脉络膜视网膜病变、黄斑囊样水肿引起的视网膜水肿。

（3）颞叶皮质病变也有一过性视物变小。

(三)幻视

幻视即眼前出现虚幻的形象。病因有颞叶肿瘤或精神病。

(四)飞蚊症

飞蚊症指眼前有飘动的小黑影，尤其看白色明亮的背景时症状更明显。病因有:生理性;玻璃体液化和后脱离;玻璃体变性、炎症和积血;视网膜裂孔。

(五)闪光感

闪光感是一种"内视现象",指在外界无光刺激的情况下看到闪电样亮光。病因有:①玻璃体对视网膜的牵拉,如玻璃体后脱离、视网膜脱离前驱期或视网膜下猪囊尾蚴病。②视皮质病变引起中枢视觉异常。

二、光觉障碍

(一)夜盲

夜盲指视力在暗处下降,常见于视杆细胞严重受损。

1.先天性夜盲

见于视网膜色素变性、白点状视网膜变性、静止型白点状眼底、先天性静止性夜盲、无脉络膜等。

2.后天性夜盲

常见病因有以下几方面。

(1)维生素 A 缺乏。

(2)青光眼。

(3)屈光间质混浊,如周边部角膜病变、晶状体混浊。

(4)视神经或眼底病变,如视神经萎缩、视神经炎、视网膜脉络膜炎、视网膜脱离、高度近视、视网膜铁质沉着症。

(5)与夜盲有关的综合征。

(二)昼盲

昼盲指视力在亮处下降,常见于视锥细胞严重受损。

1.先天性昼盲

其病因为视锥细胞营养不良、黄斑中心凹发育不良。

2.获得性昼盲

其病因为角膜、晶状体中央混浊;黄斑区病变,如老年黄斑变性、黄斑出血;眼内异物存留;药物中毒,如氯喹视网膜病变。

三、色觉异常

色觉是视锥细胞对各种颜色的分辨功能。在明亮处,视网膜黄斑中心凹和黄斑部的色觉敏感度最高,离黄斑越远,色觉敏感度越低,与视锥细胞在视网膜的分布一致。物体的颜色决定于物体反射光或投射光的波长。

色调(色彩)指光谱中一定颜色的名称。亮度指某一色彩与白色接近的程度,越近白色越明亮。

解释色觉的学说,目前主要是 Young-Helmholtz 提出的三原色学说。由于视锥细胞的感光色素异常或不全而出现的色觉紊乱称为色觉异常。

(一)分类

色觉异常按病因分为先天性色觉异常和获得性色觉异常。

1.先天性色觉异常

先天性色觉异常是性连锁隐性遗传性疾病,视力多良好。可进一步分为一色性色觉(全色盲)、二色性色觉(红色盲、绿色盲和青黄色盲)和异常三色性色觉(红色弱、绿色弱和青黄色弱)。

2.获得性色觉异常

获得性色觉异常是由于视网膜、脉络膜和视路的任一部分病变或损伤引起的。常伴视力障碍。也可分为红绿色盲和青黄色盲或色弱。一般视神经疾病为红绿色盲或色弱,视网膜和脉络膜疾病为青黄色盲或色弱,严重者可为全色盲。凡从事交通运输、美术、化学、医药专业的工作者必须具备正常的色觉。色觉检查是服兵役、升学、就业前体检的常规项目。白内障患者术前色觉检查可以测定视锥细胞功能,估计术后效果。

(二)检查方法

1.假同色图

假同色图也称色盲本。在同一幅色彩图中,既有相同亮度不同颜色的斑点组成的图形或数字,也有不同亮度相同颜色的斑点组成的图形或数字。正常人以颜色来辨认,色觉异常者只能以亮度来辨认。检查在自然光线下进行,检查距离为 0.5 m,一般双眼同时检查,被检查者应在5秒内读出图形或数字,按册内规定判断患者为正常或异常,如为异常,可进一步分辨其为全色盲、绿色盲、红色盲、红绿色盲或色弱。

2.FM-100 色彩试验

其由 93 个不同波长的色盘(波长为 $455\sim633$ m/μm)固定在 4 个木盒里,可用作色觉异常的分型和定量分析。检查时,嘱被检查者按颜色变化规律,顺序排列色盘,每盒限定 2 分钟,记录编号并记分、作图。正常眼的图形为接近内圈的圆环形图,色觉异常者在辨色困难的部分图形向外移位呈齿轮状。

3.法恩斯沃思色相配列试验

法恩斯沃思色相配列试验检查方法基本同上,可测定色觉异常的类型和程度。

4.Nagel 色觉镜

Nagel 色觉镜利用红光与绿光适当混合形成黄光的原理。正常眼,红与绿有一定的匹配关系,红色觉异常者,红多于绿,绿色觉异常者,绿多于红。根据被检查者调配红与绿的比例,可判断各类色觉异常。

（三）治疗

先天性色觉异常无治疗方法。获得性色觉异常主要治疗原发疾病。

第二章

眼 眶 疾 病

第一节　眼眶血管畸形

一、眼眶静脉曲张

眼眶静脉曲张是常见的眶内血管畸形。其畸形血管由大小不等的静脉构成，输入和输出血管均为静脉。畸形血管间缺乏或很少有增生的纤维组织联系。临床以体位性眼球突出为特征。分为原发和继发两种。原发者缺乏明显的前驱因素，静脉畸形扩张；继发者因静脉内压力增高，驱使静脉增粗、迂曲。一般眶静脉曲张系指原发者，其发生原因尚不明了，可能与胚胎时期血管发育异常有关，异常静脉呈囊状、蜂窝状或迂曲扩张，临床上比较多见。

（一）临床表现

（1）典型体征是一侧性体位性眼球突出，常在低头、弯腰、咳嗽和憋气等颈内静脉压增高时发生眼球突出。多为轴性突出。眼球突出后出现眶内压增高的症状，如眶区胀痛、恶心、呕吐、眼睑遮盖眼球、一时性视力减退、复视、眼球运动障碍等。抬头直立后这些症状消失。

（2）由于长期眶内静脉充血，压迫脂肪组织，使之吸收，体积减小，直立时发生眼球内陷。

（3）婴幼儿时期发生的体位性眼球突出，扩张的眼上静脉压迫眶上裂，使之扩大，颅腔与眶腔沟通，引起眼球搏动。

（4）曲张的静脉偶可破裂出血，突发眼球突出，与体位无关。持续存在不能缓解，同时视力丧失、眼球固定、眼睑不能上举、恶心呕吐，出血可弥散至结膜下或皮下。

(5)眶尖部出血或血栓形成部可导致视力丧失和视神经萎缩。

(二)诊断

1.临床表现

典型的体位性眼球突出。

2.超声检查

头高位时探查显示正常。在颈部加压后,眼球向前突出的同时,球后脂肪内出现圆形、管状或形状不规则,大小不等之透声区,去除加压,眼球复位的同时,声腔消失。

3.CT 扫描

头高位时,可为正常表现或有静脉石,压迫颈内静脉,眶区出现软组织密度块影。

4.眼静脉造影

显示眶内造影剂斑块。

(三)鉴别诊断

与眼球突出的其他情况相鉴别。

(四)治疗原则

(1)症状轻者,不必进行损伤性治疗。注意避免低头用力、咳嗽、便秘等一切引起眼球突出的诱因。

(2)对于进展较快、症状明显、影响正常生活和工作时,则应予以处理。眶前部病灶,适用于硬化剂注射治疗或手术切除。眶后部特别是肌锥内静脉曲张应慎重考虑手术治疗。手术进路采用外侧开眶,切除紫红色病变,栓塞与海绵窦的通路。

二、颈动脉-海绵窦瘘

颈动脉-海绵窦瘘为颈动脉与海绵窦之间发生异常交通。常见原因有:①外伤,可因颅底骨折或头部轻微外伤所致。②自发性,颈内动脉及其分支或颈外动脉的动脉硬化,及动脉瘤或其他动脉壁病变,自发形成裂隙或破裂,主干或分支血液直接流入海绵窦。③先天性,颈内动脉分支与海绵窦间存在着胚胎动脉或动、静脉交通畸形,或先天性动脉壁薄而后破裂等所引起。如果形成的瘘口大,血液流量大,称为高流量瘘。如果形成的瘘口小,血液流量小,称为低流量瘘。

(一)临床表现

1.症状和体征

虽然颈动脉-海绵窦瘘的原发部位在颅内,但其症状和体征多表现在眼部。

2.不同程度的眼球突出

高流量瘘且伴有与心跳同步的搏动,眶前区闻及吹风样杂音。眼球突出方向为轴性或稍向下移位。压迫同侧颈动脉,搏动与杂音均消失。低流量瘘时搏动性眼球突出与血管性杂音均不明显。

3.巩膜表面静脉扩张

高流量瘘形成后,即刻出现明显结膜水肿和静脉扩张,低流量瘘则逐渐缓慢产生。巩膜表面静脉高度迂曲扩张,从角膜缘到穹隆部,放射状排列,深红色。

4.复视及眼球运动障碍

动眼、滑车、外展神经不全麻痹,其中外展神经不全麻痹最多见。

5.眼压增高

巩膜静脉窦充血和轻度或中度眼压增高。

6.眼底改变

视盘水肿,视网膜中央静脉扩张,压迫眼球可见静脉搏动。视网膜常有小量出血。

7.视力下降

不多见。可由视网膜出血、眼压升高或脉络膜脱离而引起。在高流量瘘,眼动脉中血流可逆流,长期缺血缺氧,可导致视神经萎缩、白内障和角膜变性,视力丧失。

8.头痛

约有半数患者主诉患侧头痛及眼眶痛。

(二)诊断

1.临床表现

根据头部外伤史、搏动性眼球突出和血管杂音、眼球表面静脉扩张和视网膜中央静脉压增高等临床表现可以诊断。

2.超声检查

可显示眼上静脉扩张与搏动、静脉血逆流、脉络膜脱离和眶内软组织结构肿胀四种特征。

3.CT扫描

可见眼上静脉扩张,海绵窦扩大。

4.数字减影血管造影(DSA)

可显示颅内血管畸形,可清晰显示各级血管及其相互联系,可以确诊。

(三)鉴别诊断

(1)眶内动-静脉畸形:虽然症状和体征相似,但血管造影无颈动脉和海绵窦之间的交通。

(2)眶内静脉扩张。

(3)海绵窦血栓性静脉炎。

(四)治疗

1.低流量瘘

可自发痊愈,可反复压迫颈内动脉,促进痊愈过程。因此对病情轻微者只需随诊观察。

2.高流量瘘

可通过股动脉或眼上静脉介入性栓塞治疗。

3.继发青光眼的治疗

以药物降低眼压,必要时行眼外滤过手术。

三、动静脉血管瘤

动静脉血管瘤是胚胎时期血管形成缺陷造成的先天性动、静脉血管畸形。由动脉和静脉两种成分构成,两种血管之间为异常的小动脉、小静脉和动、静脉直接交通而成的血管团。

(一)临床表现

(1)畸形血管发生于眼眶前部或波及眼睑时,眼睑可呈不规则隆起,可扪及搏动性或震颤性肿物,皮下静脉迂曲扩张,压迫后肿物体积缩小。

(2)畸形血管位于球后者,引起搏动性眼球突出和血管杂音。开始时眼球突出程度较轻,逐渐进展,严重时眼球脱出于睑裂之外。

(3)多数患者眼底正常。可发生视盘水肿或萎缩。如伴有视网膜动静脉血管畸形的,可见血管高度迂曲扩张和异常吻合,视网膜水肿、渗出和出血。

(4)伴有颅内动静脉血管瘤者可引起脑出血、癫痫、头痛以及进行性神经功能障碍。大量出血颅内压急剧增高,可突然头痛、恶心、呕吐、意识丧失引起脑疝死亡。也有后遗偏瘫、半身感觉障碍、失语等神经缺失。

(二)诊断

1.临床表现

根据搏动性眼球突出,血管杂音,紫红色肿物,结膜血管怒张、水肿,眼底可见畸形血管,且常伴有脑症状即可诊断。

2.超声检查

超声检查显示眶内形状不规则,边界不清的占位病变,肿物明显搏动,压迫变形。彩色多普勒可示眶内动脉血流入静脉内。

3.CT 扫描

CT 扫描显示眶内可见形状不规则的高密度块影,强化后血管显示为粗大的高密度条影,之间有不强化的间隔影。

4.血管造影

血管造影可显示颈内、颈外动脉系统的血管畸形。

(三)鉴别诊断

1.眶内动静脉瘘

搏动性眼球突出,眼球可还纳。超声检查见搏动的眼上静脉扩张。血管造影动脉期显示海绵窦及眼上静脉。

2.眼内供血丰富的肿瘤

搏动性眼球突出,眼球不能还纳。血管造影动脉期显示粗大眼动脉,动静脉期显示肿瘤,静脉期显示肿瘤及眼上静脉。

(四)治疗

(1)治疗困难,药物治疗无效。

(2)需手术治疗,分两步进行。先结扎或栓塞供血血管,然后切除肿物。一般血管栓塞后2周内进行第二次手术为宜。

四、眼眶动脉瘤

眼眶动脉瘤分为原发和继发两种。发生于眼眶的动脉瘤非常罕见。常见原因:①先天因素,局部血管壁薄弱,甚至缺乏肌层,可形成动脉瘤。②血管病,高血压和动脉硬化管壁发生病变,形成动脉瘤。③外伤、细菌感染、损伤血管壁也可引起动脉瘤,但甚为少见。眼眶动脉瘤多为颅内动脉瘤经眶上裂扩展到眶内。

(一)临床表现

1.原发于视神经管和眶尖部的动脉瘤

原发于视神经管和眶尖部的动脉瘤主要症状为视力减退,眶深部痛和头痛,视神经萎缩和眼球运动障碍。眼球突出常不明显,动脉瘤破裂可引起眶内大出血,急性眶内压升高,视力丧失,眼球突出,眼球固定,眼睑肿胀以及皮下出血。

2.继发于颅内的动脉瘤

多发生于颈动脉的海绵窦前段和前床突下段,向眶上裂方向发展,延伸入眶尖部。常引起眼球轻度突出及眼球表面充血,眼球运动障碍。也可压迫视神经导致视力丧失。

(二)诊断

1.临床表现

临床甚为少见,其临床表现有近于占位病变或动静脉血管畸形,诊断比较困难。

2.X 线片及 CT 扫描

显示视神经管扩张或眶上裂扩大。可见高密度肿物,强化非常显著。并可见骨压迫。

3.超声检查

可见眶尖囊性搏动性肿物。

4.数字减影血管造影(DSA)

可以特异性地显示血管瘤的动、静脉属性,供血情况及受累范围。

(三)鉴别诊断

应与引起眼球突出的其他情况相鉴别。

(四)治疗

1.动脉瘤蒂结扎

数字减影血管造影(DSA)发现动脉瘤的蒂,并予以结扎。

2.手术切除

适于颅内动脉瘤。

3.介入治疗

安全性相对较高,选择性强,微创,但价格较贵。

五、眶内动-静脉瘘

眶内动-静脉瘘,本病极为罕见,多因锐器自前方刺入眶尖部,损伤眼动脉和眼上、下静脉,形成动静脉异常交通。也可能是头颈部动静脉畸形的一部分。

(一)临床表现

与颈动脉-海绵窦瘘相同,但较轻缓。

(二)诊断

(1)根据外伤史、临床表现可以诊断。

(2)影像学特征:超声检查和 CT 可显示眼上静脉扩张、眼外肌肥大等继发性改变。数字减影血管造影术(DSA)可显示动静脉之间瘘孔。根据动脉造影结果可以确诊。

(三)鉴别诊断

(1)眶内静脉扩张。

(2)海绵窦血栓性静脉炎。

(3)颈动脉-海绵窦瘘症状和体征相同,但较重。血管造影会发现在动脉与海绵窦之间发生异常交通。

(四)治疗

(1)多数病例无严重后果,不需要手术治疗。

(2)如体征明显,可利用脱离性球囊堵塞眼动脉。

第二节　眼 眶 炎 症

一、眶蜂窝织炎

眶蜂窝织炎为眶内软组织的急性化脓性炎症,重症可导致视力丧失、颅内蔓延或败血症而危及生命。本病是由化脓性细菌感染引起,致病菌以金黄色葡萄球菌和溶血性链球菌多见,其他细菌尚有流感杆菌、类白喉杆菌、大肠埃希菌和厌氧菌等。多由邻近组织的化脓性病灶引起,如鼻窦、眼睑、颜面、牙槽或海绵窦炎症,或脓性栓子血行感染,也可通过眼眶穿通伤直接感染或植物性异物滞留所致。

(一)临床表现

(1)起病急骤,常伴有全身症状,如发热、寒战、周身不适、食欲缺乏。外周血嗜中性粒血细胞增多。

(2)眶区疼痛,眼球触痛或眼球转动痛。

(3)眼睑红肿、血管扩张。球结膜高度充血、水肿。

（4）眼球突出和眼球运动障碍，严重者眼球突出固定。

（5）视力减退。眼底视盘水肿、视网膜出血和静脉扩张以及视神经萎缩均可引起视力减退，甚至视力完全丧失。

（6）眼眶炎症沿血行或直接向周围组织结构蔓延的临床表现：海绵窦血栓形成、脑膜炎、眼内炎、坏死性巩膜炎、败血症等。

（7）眶内脓肿。炎症局限可形成眶内脓肿，需要手术切开引流治疗。

（二）诊断

（1）典型的临床表现。

（2）超声探查见眶内脂肪密度增高，眼外肌肿大，眼球筋膜水肿，脓肿显示呈边界清楚的低回声区。

（3）CT 扫描可发现：脂肪密度增高、眼睑水肿、眼环增厚、眼外肌肥大、鼻旁窦的炎症、骨膜炎等。可对眶内脓肿进行定位。

（4）血常规检查见白细胞增多，中性粒细胞比例增加。

（三）鉴别诊断

1.脓毒性海绵窦栓塞

脓毒性海绵窦栓塞又称急性海绵窦栓塞性静脉炎，本病起病急骤，发展迅速，头痛寒热，周身不适。眼部症状与全身症状同时出现。双眼先后发病，表现为眼睑和球结膜的高度水肿及静脉扩张、眼突出、眼球运动障碍或眼球固定，角膜、眼睑、眶上区痛觉丧失、眼底静脉扩张，视盘水肿和视力减退。海绵窦段颈内动脉交感神经丛受侵犯，发生 Horner 综合征，甚至瞳孔缩小。而眶蜂窝组织炎一般限于单侧，对侧的瞳孔反射及视盘均为正常。

2.眶骨炎与骨膜炎

眶缘骨炎与骨膜炎时局部红肿、疼痛、烧灼感，眼球向病变对侧移位，转动时轻度受限。脓肿形成时可见充血性肿物，有波动感。破溃后形成瘘管，经久不愈。眶中部骨炎与骨膜炎时有眼球后深部疼痛及压痛。眼球突出，并向病变对侧移位，眼球运动障碍明显。眶尖骨炎与骨膜炎时眼球后部疼痛及压迫眼球时疼痛加剧。可伴有眶上裂综合征。早期视盘水肿，晚期视神经萎缩。但与眶蜂窝织炎有时鉴别困难。

3.眼球筋膜炎

浆液性眶筋膜炎多发生于双眼，突然发生，发展较快。可有疼痛，球结膜水肿、充血，可有眼球运动障碍。患化脓性眶筋膜炎时眼球疼痛、水肿、眼球突出、眼球运动障碍等症状都比浆液性眶筋膜炎严重。但有时与眼球筋膜炎鉴别困难。

(四)治疗原则

(1)应做细菌培养,包括血、鼻、喉腔和鼻旁窦的培养。如有脑膜刺激症状及双侧眼睑肿胀应做脑脊液培养。

(2)在未查明病原体之前,应尽早使用大剂量广谱抗生素静脉点滴,全身抗生素应持续应用2周。

(3)待细菌培养有结果后根据药敏试验选择有效药物。

(4)脓肿形成后切开引流,必要时行脓腔内抗生素灌洗。

二、急性眶骨炎与眶骨膜炎

急性眶骨炎与眶骨膜炎发生于眼眶骨和骨膜的炎症。可单独发生,也可同时发生。原发性骨膜炎最多见。多由鼻旁窦的炎症,通过血管周围间隙,或较薄的眶壁直接蔓延而来。也可见于猩红热、百日咳及远处脓毒栓子患者。

(一)临床表现

根据病变所在位置的不同可有不同的临床表现。

1.眶缘骨炎与骨膜炎

(1)局部红、肿、触疼痛。

(2)眼球向病变对侧移位。

(3)脓肿形成时可扪及有波动性肿物,破溃后形成瘘管,经久不愈。

2.眶中部骨炎与骨膜炎

(1)病灶位于眶缘与眶尖之间,有深部疼痛及压痛。

(2)眼球突出,眼球运动障碍。

3.眶尖部骨炎与骨膜炎

(1)视力减退。

(2)眼球后部疼痛及压迫眼球压迫痛。

(3)可伴有眶上裂综合征、眶尖综合征及视神经受压症状。

(二)诊断

(1)主要根据病史和临床表现诊断。

(2)X线片检查多显示正常,或有鼻旁窦密度增高。CT扫描显示病灶区骨膜下积液、骨膜肥厚和骨破坏征象。

（三）鉴别诊断

1.眶结核性骨膜骨髓炎

病程缓慢,多见儿童、体弱及有结核病史或结核病家族史者。表现为眶缘局部隆起的边缘不清的软性肿物,有波动感。肿物破溃,可见米汤样液体及干酪样沉淀物溢出,溢液中可查见结核杆菌。形成的瘘管经久不愈。皮肤结核菌素试验阳性。X线及CT检查可见眶骨破坏或骨硬化。组织病理检查发现干酪坏死性肉芽肿。

2.泪腺瘘管

常开口在上眼睑外上方,瘘孔周围皮肤受瘘孔流出液的刺激而发生糜烂。如有继发感染可形成脓瘘,无骨质破坏。

（四）治疗原则

（1）应用广谱抗生素治疗。

（2）对脓肿及骨膜下积液行切开引流。

（3）清除坏死骨组织、切除瘘管。

三、眼球筋膜炎

眼球筋膜后起自视神经周围,向前至角膜缘附近。筋膜炎是发生在这层膜上及其囊内的炎症。眼外肌穿过筋膜,附着于巩膜表面,所以筋膜炎可有眼肌症状。临床上比较少见。一般分为浆液性和化脓性两种。前者多伴有风湿性关节炎、结节性动脉炎、红斑狼疮、复发性多发性软骨炎等全身免疫性疾病。后者多因眼球或邻近组织的化脓性炎症,或因局部外伤感染而引起,可伴有流行性感冒、肺炎或白喉等疾病。

（一）临床表现

1.浆液性眼球筋膜炎

（1）多发生于双眼。

（2）发病急,进展较快。

（3）眼部疼痛,球结膜水肿、充血。

（4）如累及眼外肌,可有眼球运动障碍,且疼痛加剧。

（5）如发生于眼球后部,可有眼睑和结膜水肿,压痛较轻,轻度眼球突出,明显的眼球运动障碍。

（6）视力一般不受影响。

(7)行超声扫描,可发现眼球壁外弧形暗区。CT扫描可见眼球壁增厚。

2.化脓性眼球筋膜炎

(1)眼部疼痛、水肿、眼球突出及眼球运动障碍等症状都比浆液性眼球筋膜炎严重。

(2)多能查到原发化脓灶。

(3)可有视力下降。

(4)有时脓液积存于结膜下,可在眼前部结膜下看到黄白色脓点。

(5)可引起眶内脓肿或眼内炎症。

(二)诊断要点

(1)浆液性筋膜炎多为双侧,化脓性筋膜炎为单侧。

(2)发病急,进展快,眼部疼痛,结膜水肿、充血,眼球运动受限。

(3)行眼部超声检查,可发现眼球壁外弧形暗区。

(4)CT扫描可显示眼环增厚。

(三)鉴别诊断

眶蜂窝织炎:为眶内软组织的急性化脓性炎症。起病急骤,出现发热、寒战、周身不适等全身症状,眶区疼痛,压迫眼球或眼球转动时疼痛加重。眼睑红肿、发硬、血管扩张。球结膜高度水肿,眼球突出,眼球运动障碍,严重者眼球固定。眼底视盘水肿、视网膜出血和静脉扩张。若累及视神经可发生视力减退及视神经萎缩。

(四)治疗

1.浆液性眼球筋膜炎

全身及眼部应用糖皮质激素治疗,局部应用抗生素。

2.化脓性眼球筋膜炎

以广谱抗生素治疗为主。局部可行热敷及其他对症治疗,脓肿形成及时切开引流。

四、眼眶结核

眼眶结核指结核杆菌感染眶缘骨膜或眶内其他组织。分原发和继发两种。原发者结核杆菌经血运至眼眶,继发者由鼻旁窦、眼球、泪腺或泪囊的结核直接蔓延而来。本病好发于儿童和青年人,外伤常为诱因。多发生在眼眶外上和外下部位,呈慢性过程,最终由皮肤破溃,形成瘘管,久治不愈。患者一般无活动性肺结核。

(一)临床表现

(1)结核性骨膜炎多发生于儿童的眶外上缘或外下缘。局部红肿,如波及眼睑可引起上睑下垂。

(2)病程进展缓慢,可达数周或数月。

(3)扪诊可发现骨膜肥厚、压痛。眶缘不整齐,可扪及边界不清楚的软性肿物,有波动感,可形成寒性脓肿,缺乏明显的充血水肿。

(4)肿物可破溃,溢出米汤样液体及干酪样坏死物。溢液中可发现结核杆菌。破口可形成瘘管,屡愈屡破,增长大量瘢痕组织,愈合后皮肤与骨膜粘连,可引起睑外翻。

(5)成年人则可在眶内形成结核瘤,病变进展缓慢,初起有疼痛、溢泪,数月后出现眼球突出。位于眶前部的可扪及肿物,眶深部的可误认为炎性假瘤。可伴有眼球运动受限。常需要活检,以明确诊断。

(6)继发于眼球周围结构的结核,其原发病变更为明显,如泪腺肿大、泪囊炎或鼻旁窦炎。

(7)X线片或CT检查可见眶骨破坏或骨硬化。

(二)诊断

(1)主要根据眶部改变,骨膜增厚,寒性脓肿。

(2)有瘘管形成,溢出米泔样液体,内有结核杆菌。

(3)结核杆菌素试验阳性。

(4)CT显示眶骨破坏。

(三)鉴别诊断

1.眼眶部的其他感染

一般有红、肿、热、痛等急性炎症的表现。

2.泪腺瘘管

常开口在上眼睑外上方,瘘孔周围皮肤受瘘孔排出液的刺激而发生糜烂。如有继发感染可形成脓瘘。无骨质破坏。

(四)治疗原则

(1)抗结核药物治疗。

(2)手术切除腐骨及瘘管。

五、眶真菌性炎症

眶真菌性感染指在人体抵抗力降低时,真菌引起眼眶感染。多种真菌均可侵犯眼眶,但较常见的是毛霉菌和曲霉菌。此类感染源于腭、鼻和鼻旁窦。毛霉菌感染常见于糖尿病、癌症及其他免疫功能低下的患者,病理改变为组织坏死,对眼眶组织破坏性很大;曲霉菌感染常见于健康个体,病理改变为炎性肉芽肿,病程较慢。但偶可见发生于免疫受损患者的暴发型,病理改变出现组织坏死表现。

(一)临床表现

1.可因病变的位置不同而异

眼眶前部感染时,眼球向对侧移位,并可扪及肿物,肿物与皮肤粘连。病变发生于眶后部的,出现眶尖综合征,视力减退,眼球轴性突出,眼内外肌麻痹,上睑下垂,结膜水肿,面部疼痛。

2.眼眶毛霉菌感染

常表现为眶尖综合征,引起眼外肌麻痹,眼球突出和视力下降。还可有视神经炎、视网膜炎、视网膜中央动脉和睫状动脉阻塞。患者还可能有鼻甲、鼻中隔、眼睑和面部皮肤坏死和结痂。

3.眼眶曲霉菌感染

早期无明显表现,眼球突出常为其第一特征,病变发生于眶前部者,眼睑肿胀、充血、隆起,皮下硬性肿物,不能推动,渐进性、非轴性眼球突出,眼球移位,向病变方向运动受限。累及视神经时引起视盘水肿、萎缩,视网膜静脉扩张,视力下降。少数免疫功能受损患者可引起组织坏死及眶组织脓肿。

(二)诊断

(1)临床诊断困难,炎性肉芽肿内或脓液中发现真菌菌丝及真菌培养阳性明确诊断。

(2)CT扫描显示与鼻旁窦病变相连接的高密度块型,伴有骨破坏。

(三)鉴别诊断

(1)与其他原因引起的眶尖综合征相鉴别:本病的病理检查可发现真菌菌丝。

(2)与其他原因引起眼球突出相鉴别。

(四)治疗

(1)抗真菌药物长期治疗:如两性霉素 B、氟康唑、伊曲康唑等抗真菌药物合理应用,疗程一般在1～3个月。

(2)手术切除较大的肉芽肿组织。

六、眶梅毒

眶梅毒由梅毒螺旋体侵犯眼眶,发生眶骨、骨膜炎或树胶肿,均见于梅毒的第三期。本病已很少见。

(一)临床表现

(1)发生于眶缘的梅毒性骨膜炎多位于眶上缘,局部肥厚肿胀。疼痛和压痛,有时有三叉神经痛。

(2)眶后部骨、骨膜炎发生于眶顶,可有疼痛,夜间加重,有压痛。

(3)伴有树胶肿性浸润的可引起眼睑及球结膜水肿,眼球突出和眼球运动障碍。角膜感觉迟钝,常伴发虹膜炎、巩膜炎和视神经炎等。

(4)如病变累及视神经,会导致视力减退,视盘水肿、萎缩。

(5)病变侵犯眼外肌,则发生眼球转动受限及复视。

(二)诊断

(1)根据有不洁性病史和全身其他部位梅毒的临床表现,如下疳、皮疹等。

(2)梅毒血清学检查阳性。

(3)眶部疼痛,视力减退,眼球突出,眼球运动受限等。

(4)CT示骨膜肥厚,骨破坏,眶内软组织块影。

(三)鉴别诊断

眼眶结核:有结核接触或结核病史。如为眶结核,眶内软组织受累后引起无痛性、进行性眼球突出。如为眶结核性骨膜炎,则肿物可破溃,溢出米汤样液体及干酪样坏死物。

(四)治疗原则

驱梅治疗,青霉素及广谱抗生素均有效。

第三节　眼眶肿瘤

眼眶肿瘤种类繁多,肿瘤可原发于眼眶组织,也可由邻近组织蔓延而来,或为远处的转移癌。

一、皮样囊肿和表皮样囊肿

皮样囊肿和表皮样囊肿是胚胎期表皮外胚层植入形成的囊肿,是一种迷芽瘤。多见于儿童,发生于青年人或成年人者多位于眶隔以后囊肿。囊肿由囊壁和囊内容物组成。皮样囊肿的囊壁为角化的复层鳞状上皮、毛囊和皮脂腺,囊腔含有脱落上皮、毛发及皮脂腺分泌物。表皮样囊肿的囊壁仅有表皮,囊腔内为角蛋白填充。

(一)临床表现

囊肿常位于外上或内上眶缘,增长缓慢,触诊为圆形肿物,表面光滑,无压痛,可推动,也可固定。囊肿如压迫眼球,可引起屈光不正,如侵蚀眶壁,可使眶顶或外壁缺损,并容易沿骨缝向颅内或颞窝蔓延。位于眶深部的囊肿,常表现为渐进性眼球突出并向下移位,偶尔囊肿破裂,引起严重炎症,颇似眶蜂窝织炎。

(二)诊断

根据病史及临床表现可作出诊断。超声图像多呈圆形或椭圆形,边界清楚,透声性强,可压缩,根据囊腔内容物的性质,内回声呈多样性。CT扫描可发现占位病变的形态和位置。

(三)治疗

必须采用手术摘除,应尽可能将囊壁去除干净。位于骨膜下者,囊壁刮除后用石炭酸腐蚀,75%乙醇中和,生理盐水冲洗,以免复发。

二、海绵状血管瘤

海绵状血管瘤是眶内较常见的良性肿瘤,多见于成年人。肿瘤多位于肌锥内或视神经的外侧,近似圆球形,紫红色,有完整包膜,切面呈海绵状,有大小不等的血管窦构成。

(一)临床表现

常表现为无痛性、慢性进行性眼球突出,突出方向以肿瘤位置而定,视力一般不受影响。位于眶前部的肿瘤,局部呈紫蓝色隆起。触诊为中等硬度的圆滑、可推动的肿物。眶深部肿瘤虽不能触及,但按压眼球有弹性阻力。位于眶尖者,可压迫视神经,引起视神经萎缩及脉络膜视网膜条纹。晚期可出现眼球运动障碍、复视。

（二）诊断

根据病史、临床表现，结合超声、CT 及 MRI 影像检查多可确诊。

（三）治疗

对体积小、发展慢、视力好、眼球突出不明显者可观察。影响视力或有症状时，施行手术治疗。

三、横纹肌肉瘤

横纹肌肉瘤为儿童最常见的原发性眶内恶性肿瘤，大多在 10 岁前发病，平均发病年龄 7～8 岁。肿瘤发展快，恶性程度高，如得不到及时治疗，大多数病例于发病后 1～2 年内死亡。

（一）临床表现

肿瘤好发于眶上部，也可见于球后或眶内其他部位，位于眶上方者常有上睑下垂，眼睑水肿，变色，眼球向前下方移位。如瘤细胞侵及皮下，可出现皮肤充血，肿硬，发热，眼球突出，可误诊为眶蜂窝织炎。如肿瘤侵及视神经和眼外肌，则视力丧失，眼球运动障碍。如不及时治疗，肿瘤可蔓及整个眼眶，累及鼻窦，甚至进入颅内。

（二）诊断

根据病史和临床表现，结合 CT、MRI 和 B 超等影像检查，能明确肿瘤的部位和范围，CT 扫描在儿童如显示眶骨破坏则有助于诊断。

（三）治疗

治疗以往多采用眶内容剜出，目前已不再作为首选治疗手段，主要采用放疗和化疗相结合的综合治疗。通常放疗剂量为 45～60 Gy，疗程 6 周。化疗采用长春新碱、环磷酰胺等药物，疗程1～2 年。

四、眼眶血管瘤

（一）毛细血管瘤

1.概述

毛细血管瘤多见于婴儿时期，又名婴儿型血管瘤。多发生于皮肤和皮下组织，头颈部好发，临床常表现为眼睑肥大性的血管瘤。发生率为新生儿的 1%～2%。多数可自发消退。

2.诊断

（1）症状：①最多发生于生后 3 个月内，随后 3 个月增长较快。多数 1 岁后病变静止,可自发消退。②具有典型的眶周或眼睑皮肤的鲜红色软性肿物,且常伴头颈、口腔或躯干等部位的同类病变。③只发生于眶内者表现为眼球突出,不易和其他儿童时期眼眶肿瘤区别。

(2)体征:按发生部位和范围可分为表层、深层和混合三类型。①表层毛细血管瘤:仅限于真皮层,位于眼睑皮肤,形状不规则,边界清楚,稍隆起,鲜红色,表面有小凹陷,形同草莓,故名草莓痣。②深层毛细血管瘤:侵犯眼睑深部和眶隔之后,眼睑肥厚或扁平隆起,呈蓝紫色,哭闹时增大,严重者可致上睑下垂,影响视觉发育。③混合型者同时具有前两者的临床表现。

(3)辅助检查。①超声检查:超声显示病变形状不规则,边界不清,内回声多少不等,强弱不一,可压缩。彩色超声多普勒检查具有一定特异性,可发现肿瘤内弥漫的点状彩色血流,并可探及动脉频谱。②CT检查:病变可位于皮下、眼睑和眶内,呈高密度,形状不规则,弥漫生长,边界欠清,与眼球呈"铸造征"。③MRI检查:T_1加权像为中信号,较眼外肌略低或等强度;T_2加权像为高信号,强度较眼外肌高,有时表现为信号混杂或斑驳状,增强明显。

(4)鉴别诊断。①横纹肌肉瘤:是儿童时期最常见的眶内恶性肿瘤,发病年龄较毛细血管瘤稍大,肿瘤生长迅速,几乎全部发生于眶内,眶周常可扪及质硬肿物,超声检查肿瘤内部有少量低弱回声,彩色多普勒超声检查可见肿瘤内粗大分支动脉血流。②静脉性血管瘤:青少年时期常见,发展缓慢,可急性出血。少数可见皮下紫黑色肿物,超声检查肿瘤呈多个低回声腔,形状不规则,MRI显示瘤内液平面有助确诊。③绿色瘤:是发生于儿童时期的造血系统恶性肿瘤,病情发展快,可单侧或双侧眼眶发病,表现为眼球突出移位,球结膜充血水肿,眶压增高,血象和骨髓检查发现异常可以确诊。④前部脑膜脑膨出:可为先天性眶骨缺损,或伴有神经纤维瘤病,特征为出生时或出生后不久内眦部鼻侧出现波动的、光滑的膨出物。或向外侧突入眶内而使眼球移位,轻轻压迫可使其压回颅内。肿物表面皮肤颜色正常,有时充血或表面血管扩张。超声检查显示为囊性病变,CT扫描可发现眶骨缺失。

3.治疗

毛细血管瘤因有自发消退倾向,应采用刺激或破坏性较小的治疗措施。

(1)皮质激素:病变范围较广泛,可口服泼尼松,1.5~2.5 mg/(kg·d),2周后逐渐减量,治疗14周(总量1 400~2 200 mg),约1/3患者可有显著改善。为避免全身用药的不良反应,可瘤内注射皮质激素,长效与短效激素混合使用效果较佳,注入量以不引起眶压增高为宜。可间隔4~6周反复注射。眶深部注射最好在全身麻醉下,在有经验的医师指导下进行,避免患儿哭闹和瘤内出血导致眶压升高。

(2)口服或局部涂抹普萘洛尔(心得安):普萘洛尔作为血管瘤的治疗用药是2008年由法国医师在治疗肥厚性心肌病合并血管瘤患儿时无意中发现的,鉴于普萘洛尔在治疗婴幼儿血管瘤方面疗效好,且不良反应轻,逐渐成为欧美国家和国内一些医疗中心治疗婴幼儿血管瘤,尤其是重症血管瘤的一线治疗药物。现有的经验显示:①治疗开始年龄越小,疗效越好,但不推荐新生儿期用药;②用药剂量为 $1.0 \sim 2.0 \ mg/(kg \cdot d)$,分 $2 \sim 3$ 次服用;③有关普萘洛尔疗程的具体时间尚无确切规定,国外多在 $2 \sim 17$ 个月,国内多在 $1 \sim 18$ 个月,通常需要用药 6 个月以上,至血管瘤增生期结束或者瘤体消退不再生长。最常见的不良反应有心率减慢、四肢发凉、血压降低、腹泻、睡眠改变等。大部分不良反应的症状表现轻微,经对症支持治疗或降低剂量即可缓解。

(3)瘤内注射硬化剂:适用于皮下较小或表层肿瘤,常见硬化剂有 5% 鱼肝油酸钠、50% 尿素、无水乙醇或沸水、平阳霉素等。深层注射可致严重并发症,表层注射皮肤易遗留瘢痕。

(4)冷冻和激光治疗:适用于表层病变。冷冻足板直接接触肿瘤 1 分钟,冻融两次。

(5)放疗:表层肿瘤用 ^{90}Si(锶)或 ^{32}P(磷)敷贴器直接接触肿瘤,治疗 $4 \sim 6$ 次。深层病变用X射线或 ^{60}Co(钴)照射。但放射性白内障、骨发育迟缓等并发症比较严重,不建议使用。

(6)手术适应证:手术适应证包括:①保守治疗无效且病变较局限者;②肿瘤较大,上睑下垂,遮盖瞳孔,影响视力发育;③反复出血、感染的表层肿瘤控制感染后可切除,多需植皮;④外观畸形影响心理发育;⑤眶深部肿瘤、生长过快,需切除行病理检查。手术需准备输血,多经眼睑或眶缘皮肤切口。较大的肿瘤可适量切除大部分瘤体,避免因切除过多导致外观畸形或功能障碍,残余肿瘤可采用瘤体内皮质激素或平阳霉素注射治疗。

(二)静脉性血管瘤

静脉性血管瘤最常见于青少年时期,是由成熟的静脉血管组成的血管畸形,伴有纤维和脂肪组织,并非真性肿瘤。

1.概述

静脉性血管瘤病因不明,有学者认为是由毛细血管瘤发展而来,即大部分患者的毛细血管瘤在人生长过程中自发消退,约有 25% 患者虽然纤维增生较多,毛细血管退化不全,而发展为较大的静脉,形成血管纤维组织团块。但此血管瘤常为多发,多见于眼睑、头颈部及口腔黏膜下,有病例出生时或出生不久发现肿瘤,因而可能是胎生后期或出生后血管异常增生所形成的错构瘤。

2.诊断

(1)症状:①儿童和青少年时期发病,女多于男。反复眼睑皮下出血史,眼球突出可急剧加重也可逐渐缓解,反复发作。肿瘤表浅时可见结膜下或眶周紫蓝色肿物。身体其他部位的皮下或黏膜下可发生同类病变。②眼球缓慢进展性突出,一般无体位性,肿瘤体积较大或引流血管较粗大时,可有轻微体位性。③肿瘤还可侵犯结膜下及眼睑、额部、颞部皮下,甚至眶周骨质等,出现相应症状。

(2)体征:①眼球突出可突然加重,伴有结膜水肿和充血,皮下或结膜下淤血,是由于瘤内出血或血栓形成的活塞作用所致,可反复出血;②眶周扪及中等硬度或软性肿物,呈紫蓝色,表面光滑,无压痛,低头时肿物体积可轻度增大或无变化。

(3)辅助检查。①超声检查:肿瘤形状不规则,边界不清或不光滑,内回声多少不等,可见多个片状无回声区。探头加压,无回声区缩小或闭锁。约有1/4患者可探及静脉石,数量不等,表现为强回声光斑及其后部声影。标准化A超可见肿瘤内高低不等的反射波峰间有长短不等的平段,平段表示积血区。彩色超声多普勒可探及静脉血流信号或血流缺如。②CT扫描:肿瘤形状不规则,边界不清,边缘多不光滑,密度均质或不均质,部分病例可发现数量不等的静脉石,呈圆形高密度影。如有出血,肿瘤与眼球可呈"铸造征"。③MRI扫描:信号成因复杂,与瘤内出血时间、瘤内液体成分、纤维间质多少有关,T_1加权像、T_2加权像都可呈低、中或高信号,不均质,表现为大小不等的弥漫的泡沫状影,瘤内出血沉淀可显示液平。

(4)鉴别诊断。①静脉曲张:多数成年发病,因导血管明显粗于静脉性血管瘤而得名。特征是端坐时眼球内陷,低头时眼球突出。影像学检查可发现病变加压前、后体积明显不同。②横纹肌肉瘤:静脉性血管瘤瘤内急性出血,需与生长较快的横纹肌肉瘤鉴别,后者行彩色多普勒超声检查可发现分支状动脉频谱。③炎性假瘤:当静脉性血管瘤瘤内急性出血时,眼球突出可突然增加,需要与发生于儿童期的炎性假瘤相鉴别,后者超声为弱回声,内部缺乏管腔状无回声区。彩色超声多普勒均显示丰富的彩色血流和动脉频谱。而静脉性血管瘤可见管状无回声区,且可压迫闭锁,无或有彩色血流,为静脉性频谱。

3.治疗

(1)手术治疗:此类病变手术相对较困难,根据肿瘤位置和大小决定手术入路。因肿瘤无边界,包膜菲薄,粘连严重,发现肿瘤后应钝性分离,尽量使肿瘤减少破损,注意保护肌肉、神经等正常结构。侵犯眶尖、包绕视神经等重要结构的肿瘤可部分切除。术毕彻底止血,必要时放置引流条,缝合睑裂。

(2)放疗:对于不能完全切除的肿瘤可试行 X 刀或 γ 刀治疗。

(3)保守观察:症状不严重或病变较小者,包绕视神经等重要结构者,可观察随诊,注意避免剧烈活动或外伤。

第三章

眼睑疾病

第一节　眼睑充血、出血与水肿

一、眼睑充血

(一)病因

眼睑充血可因眼睑皮肤的炎症、睑腺炎症、睑周围组织炎症的蔓延,虫咬、化学物质刺激、物理性刺激,如热、辐射等均可造成。睑缘充血为睑缘炎、屈光不正、眼疲劳、卫生条件差等均可引起。充血一般为亮鲜红色。

(二)临床表现

暗红色的充血为血液回流障碍,凡是血液回流障碍的疾病均可引起,常同时伴有眼睑水肿。

(三)治疗

根据发病的原因治疗。

二、眼睑出血

(一)病因

造成眼睑出血的全身原因如咳嗽、便秘、高血压动脉硬化、败血症、有出血素质者、胸部挤压伤等,一般出血较局限。

局部原因造成的眼睑出血多为外伤,可以是眼睑直接外伤引起,也可以是眼眶、鼻外伤或颅底骨折引起,出血渗透到眼睑皮下,可以沿着皮下疏松的组织向四周蔓延,一直跨过鼻梁侵入对侧眼睑。严重的是颅底骨折所致的出血一般沿着眶骨底部向鼻侧结膜下和眼睑组织渗透,多发生在受伤后的数天。眶顶骨折所致的出血沿提上睑肌进入上睑,眶尖骨折沿外直肌扩散,眶底骨折出血进入下睑。

(二)临床表现

随出血量的多少,出血可为鲜红色、暗红色、紫红色或黑红色。

(三)治疗

(1)少量浅层出血无须治疗,数天后可自行吸收。

(2)出血多时,于当时立即作冷敷以停止出血,同时可使用止血药物如酚磺乙胺、维生素 K、氨甲苯酸、三七粉或云南白药等。数天后不再出血时可作热敷促进吸收。

(3)用压迫绷带包扎。

(4)有眶顶、眶尖、颅底骨折需请神经外科会诊,治疗。

三、眼睑水肿

(一)病因

炎性水肿:为局部原因,眼睑炎症或附近组织炎症如眼睑疖肿、睑腺炎、睑皮肤炎、泪囊炎、眶蜂窝织炎、丹毒、严重的急性结膜炎、鼻窦炎等。眼睑皮肤肿、红、局部温度升高,有时有压痛,可伴有淋巴结肿大,严重者全身畏寒、发热。

非炎性水肿:为血液或淋巴液回流受阻。局部原因见眶内肿物。全身病见于心、肾病、贫血,非炎性者皮肤色为苍白。

(二)临床表现

眼睑水肿为眼睑皮下组织中有液体潴留,表现为皮肤紧张、光亮感。

(三)治疗

根据病因进行治疗。

第二节 眼睑肿瘤

眼睑肿瘤可分为良性和恶性肿瘤两大类。良性肿瘤有色素痣、黄色瘤、皮样囊肿、血管瘤、鳞状细胞乳头状瘤等;恶性肿瘤有基底细胞癌、鳞状细胞癌、睑板腺癌、眼睑恶性黑色素瘤等。

一、色素痣

（一）概述

出生时即有，婴儿期生长较快。

（二）诊断

成年期渐趋静止。少数在青春期出现。

1.临床表现

色素痣多见于外眦部睑缘，表面扁平或稍隆起，色泽及大小不一。表面平滑、不隆起、没有毛发生长者称斑痣；高出皮肤表面，其上有毛发生长者称毛痣；在睑缘上突起，呈乳头状，色较黑，呈米粒或豆大者称乳头状痣；分占上、下睑各半，闭眼时合二为一者称分裂痣。在外来刺激下也可恶变。

2.检查

仔细检查眼睑局部情况。必要时活组织病理检查以助确诊。

（三）治疗

一般不需治疗。一旦近期增长迅速，色素加重，表面粗糙，兼有出血倾向时，应警惕恶变可能，尽早手术切除，并做病理检查。切除范围应包括其周围部分的正常皮肤。

二、黄色瘤

（一）定义

黄色瘤是指发生于眼睑的黄色扁平斑瘤。原因不明，一般认为与脂肪代谢障碍有关。多见于原发性高脂血症及继发性高脂血症。

（二）诊断

1.临床表现

老年妇女上睑内侧多见，呈对称性分布。淡黄色、圆形或椭圆形、质软、扁平，稍隆起于皮肤面。生长缓慢，有的是静止性的，但并不自行吸收消失，无任何不适。

2.检查

仔细检查上、下睑内侧皮肤。

（三）治疗

无须治疗。为美观，可手术切除或用二氧化碳冷凝。

三、皮脂腺囊肿

(一)定义

皮脂腺囊肿又称粉瘤,是较多见的眼睑良性肿瘤,生在眼睑者其特征与身体其他部位者相同。

(二)诊断

皮脂腺囊肿为一隆起的硬结,黄豆至蚕豆大小,位于浅层皮下,与皮肤紧密粘连,囊肿内容物为一种如豆渣样皮脂变质物质。常可继发感染而成急性炎症表现。也可自发破溃排出内容物。

(三)治疗

手术完整切除囊肿,囊壁残留有时可复发。

四、皮样囊肿

(一)病因

皮样囊肿属先天发育异常,儿童多见。

(二)诊断

1.临床表现

多见于上睑外侧皮下,大小不一、圆形或椭圆形、表面光滑、边界清楚、质软的肿块。与皮肤无粘连,但可与骨膜黏附。内含软骨、毛发、牙齿、腺体及脱落上皮等,周围有囊膜。

2.检查

局部检查为主,生长于上睑内侧的囊肿,需与脑膜膨出相鉴别。

(三)治疗

手术切除。

五、血管瘤

(一)定义及分型

眼睑血管瘤系先天性血管组织发育畸形。可分为毛细血管瘤、葡萄状血管瘤和海绵状血管瘤3种类型。

(二)诊断

1.临床表现

(1)毛细血管瘤:最多见。出生时或生后不久发生,迅速生长,至7岁时常自行退缩。扁平或稍隆起,无痛,边界清楚。发生在浅表皮肤者,呈鲜红色,称为草莓痣。深部者为浅蓝色或暗紫色,有海绵质感,用玻璃片压之均可褪色。

(2)葡萄状血管瘤:又称火焰痣,为扁平、紫红色的血管病变,常见于单侧三叉神经第一或第二支的分布区域。先天性,与生俱有,无自发性退化,用玻璃片压之不褪色。常与 Sturge-Weber 综合征有联系。此综合征具有以下特点:①单侧广泛的面部皮肤及黏膜毛细血管血管瘤,其范围常遍及三叉神经第一、第二支分布区域。②结膜及脉络膜也有血管瘤,视网膜静脉迂曲、扩张,同侧眼为青光眼。③同侧脑膜血管瘤。

(3)海绵状血管瘤:见于青年人,此种血管瘤是发育性的,而不是先天性的,不会自行退缩。位于皮下或真皮深层。境界清楚、球状突起、色蓝紫、质软、有包膜。头低位时,肿块增大,颜色加深。

2.检查

常规检查视力,仔细检查眼睑局部情况。必要时做裂隙灯显微镜、检眼镜及眼压检查,甚至 CT 摄片。

(三)治疗

(1)儿童毛细血管瘤有自行消退趋向,不急于处理。瘤体迅速增大,尤其遮盖瞳孔引起弱视或反复出血、感染者需进行治疗,首选为肿瘤内注射皮质类固醇、激光、放射线治疗。

(2)葡萄状血管瘤可选择激光治疗,如合并青光眼则需抗青光眼治疗。

(3)海绵状血管瘤连同包膜一并手术切除。

六、乳头状瘤

(一)定义

乳头状瘤系发生于睑缘黏膜、泪阜、结膜等处的眼睑良性肿瘤。

(二)诊断

乳头状瘤为眼睑最常见良性病变。常有蒂,颜色与相邻近的眼睑皮肤相同。往往是多发,好累及睑缘,表面常有角化蛋白痂,显微镜下,可见指状突起构成,血管化结缔组织,外有增殖性上皮覆盖,表皮常棘皮化,足钉延长,有角化过度和灶性角化不全区域。

(三)治疗

手术切除。

七、基底细胞癌

(一)定义

基底细胞癌是一种由表皮基底细胞不能以正常形式成熟及角化而引起的上皮癌。好发于下睑近睑缘处的内眦部。在眼睑恶性肿瘤中基底细胞癌的发病率占第一位。50~60岁多见,男性稍多于女性。

(二)诊断

1.临床表现

多见于老年人。常发生在内眦睑缘移行部,呈丘疹样结节或类似色素痣,质硬,表面有鳞屑及痂皮。中央部可出现溃疡,逐渐扩大,溃疡外有新的珠状硬结。基底坚硬而不平,边缘隆起并内卷,这是其最典型特征。此病进展缓慢,很少转移至远处,但可向周围及深部蔓延,出现相应症状及体征。

2.检查

常规检查视力,用放大镜、裂隙灯显微镜检查眼前节情况。活体组织病理检查可协助诊断。怀疑肿瘤细胞扩散时,应做 X 线检查及必要的特殊检查(如 CT、脑部 MRI 等),以明确范围及程度。

3.鉴别诊断

本病与老年疣的鉴别在于后者成菜花状外观,有角化及鳞屑,周围皮肤无浸润硬结,无溃疡。但最终确诊须依据病理组织检查。

(三)治疗

基底细胞癌对 X 线及 Ra、Co 放疗敏感。瘤体小时,可行手术切除或冷冻。晚期病例,可做眶内容摘除术,并结合放疗。

八、鳞状细胞癌

(一)定义

鳞状细胞癌指起自皮肤或黏膜上皮层的恶性肿瘤。好发于皮肤与黏膜交界处的睑缘。

(二)诊断

1.临床表现

50岁以上男性多见。睑缘皮肤与结膜交界处先出现局限性隆起,渐成乳头状或菜花状。中央发展成溃疡,基底硬而不平,边缘坚实并隆起、外翻。进展缓慢,全身淋巴转移少见,但可向周围蔓延或向深部发展,甚至累及颅腔,出现相应症状及体征。患者死亡原因多为出血、继发脑膜炎或恶病质。

2.检查

常规检查视力,用放大镜、裂隙灯显微镜检查眼前节情况。活体组织病理检查可助诊断。怀疑肿瘤细胞扩散时,应做X线检查、全身检查及必要的特殊检查(如骨ECT、脑部MRI等),以明确范围及程度。

3.鉴别诊断

本病与基底细胞癌在临床上有时不易区分,鳞状细胞癌较少见,发展快,恶性度较高,对X线敏感度不及基底细胞癌。如果在眼睑皮肤上有一生长较快的肿块,在一年内即达蚕豆大者应怀疑为鳞状细胞癌。

(三)治疗

尽早局部手术切除并整复眼睑。晚期应做眶内容摘除术,术后辅以放疗和化疗。

九、眼睑恶性黑色素瘤

(一)定义

眼睑恶性黑色素瘤占眼睑所有恶性肿瘤的1%。虽然发病率相当低,但几乎所有皮肤癌死亡中,2/3是黑色素瘤所致。可起自原先存在的交界病、复合痣或罕见的起白细胞性蓝痣,也可自行发生。

(二)分型

(1)小痣恶性黑色素瘤。

(2)表浅扩散性黑色素瘤。

(3)结节性黑色素瘤。

(4)起自痣的黑色素瘤。

(三)诊断

1.临床表现

最初黑色素细胞增生是向水平方向伸延(非侵犯性水平性生长期),随之为侵犯(垂直方向生长)期。提示色素病恶性转变的一系列预兆性体征:①颜色的改变,特别是红、白和蓝的色调,以及突然变深暗;②大小改变。③表面特征的改变,如结痂、渗出、出血或溃疡。④质地改变,尤其是变软或脆。⑤症状改变,如痛、痒或压痛。⑥形状改变,如原先扁平病变迅速隆起。⑦四周皮肤的改变,如红、肿或出现卫星病变。

2.病理检查

病理检查可确诊。

(四)治疗

彻底切除。

十、睑板腺癌

(一)定义

原发于睑板腺的恶性肿瘤称之为睑板腺癌。

(二)诊断

1.临床表现

多见于 60 岁以上女性。上睑多于下睑,发展慢,自觉症状少见。

早期表现类似睑板腺囊肿,眼睑肥厚变形,皮肤和结膜完整不破。当肿瘤细胞突破睑板组织后,则呈现黄白色结节,并迅速形成溃疡,基底硬、易出血。可蔓延至邻近组织,也可发生淋巴转移。

2.检查

常规检查视力,用放大镜、裂隙灯显微镜检查眼前节情况。活组织病理检查可助诊断。怀疑肿瘤细胞扩散时,应做 X 线检查、全身检查,以及必要的特殊检查以明确范围及程度。

3.鉴别诊断

睑板腺癌与睑板腺囊肿的区别在于腺癌部位的睑结膜有些粗糙的乳头状瘤样肿物,手术切开时见到的内容物有助于鉴别诊断,癌肿切开后可见豆渣样质地硬而脆的淡黄色组织,而睑板腺囊肿内容物为胶冻样或液化物质。

(三)治疗

早期广泛手术切除,晚期应做眶内容摘除术。肿瘤细胞对放疗不敏感,只能做辅助治疗。

第四章

角膜疾病

第一节 角膜营养不良

角膜营养不良指与遗传有关的原发性病变,具有病理组织学特征的组织改变,与因食物摄入不足引起的营养不良无关。据受侵犯角膜层次而分为角膜前部、实质部及后部角膜营养不良三类。

一、上皮基膜营养不良

(一)定义

上皮基膜营养不良(地图-点状-指纹状营养不良)是前部角膜营养不良类型中最常见的一种角膜病。常见于 40~70 岁,女性稍多。

(二)临床表现

患者可出现反复性上皮剥脱,眼部疼痛、刺激症状及暂时的视物模糊。

(三)诊断

(1)点状病变为上皮层内灰白色混浊点,即微小囊肿及细小线条。

(2)地图状条纹较粗,为淡混浊区。

(3)指纹状线条,为上皮层内半透明细条纹,呈同心弯曲排列,类似指纹。

(4)泡状小的透明圆疱,位于上皮内。

(5)角膜上皮糜烂时出现疼痛、畏光、流泪、视物模糊等症状。此类症状多发生在 30 岁以后。

(四)治疗

用润舒眼药水、素高捷疗眼膏、抗生素眼药水等滴眼,或佩戴软性接触镜。

二、颗粒状角膜营养不良

(一)定义

颗粒状角膜营养不良是角膜基质营养不良之一,为常染色体显性遗传,外显率为97%。光镜下可见角膜实质浅或上皮层内颗粒为玻璃样物质,用 Masson 三重染色沉着物呈亮红色。

(二)临床表现

病情进展缓慢,视力下降,为双侧性病变。常出现于 10 岁以前,但很少在中年以前出现症状,角膜糜烂少见。

(三)诊断

(1)双侧对称性角膜病变。

(2)病情进展缓慢,视力下降。

(3)裂隙灯下可见角膜中央部实质浅层有较多散在灰白小点组成的面包渣样混浊,其间有透明角膜分隔,角膜周边不受侵犯。

(四)治疗

(1)视力好时,不需治疗。

(2)较大面积混浊,视力明显下降的,可行角膜移植术。

(3)本病为规律的显性遗传病,外显率高。预防在于遗传咨询。

三、Fuchs角膜内皮营养不良

(一)定义

Fuchs 角膜内皮营养不良是角膜后部营养不良的典型代表。有些患者为常染色体显性遗传。病理改变为角膜变薄,内皮细胞减少,后弹力层增厚,且有滴状赘疣位于其后,此为角膜小滴。实质层水肿,板层间隙加宽,胶原排列紊乱,角膜细胞增多。

(二)临床表现

眩光、视物模糊,特别是在觉醒时为甚,可以进展为严重眼痛。一般在 50 岁以前很少出现,症状稳定。为常染色体显性遗传。

(三)诊断

(1)本病双眼发病,双侧常不对称。病情进展极缓慢。多见于绝经期妇女。50 岁以后症状出现逐渐加重。

(2)早期角膜中央部后面可见滴状赘疣。中期为内皮功能损害,实质层及上皮层水肿;上皮发生大疱,大疱破后则剧痛。晚期大疱性角膜病变病症状缓解,但角膜水肿增厚加重而使视力受损严重。

(四)推荐检查

(1)眼压。

(2)角膜厚度检查确定中央角膜的厚度。

(五)治疗

(1)滴用润舒眼药水、角膜宁眼药水、素高捷疗眼膏。可用高渗盐水(5%氯化钠)滴眼,减轻角膜水肿。

(2)晚期可行穿透性角膜移植术。

四、大疱性角膜病变

(一)定义

大疱性角膜病变是由于角膜内皮功能破坏,产生严重的角膜实质水肿、上皮下水肿,发生角膜上皮大疱、视力明显下降的角膜病。

(二)临床表现

视力下降、眼痛、流泪、畏光、眼红和异物感。

(三)诊断

(1)视力下降、眼痛、流泪、畏光和异物感。

(2)裂隙灯下可见角膜表层水痘,水疱大小不等,水疱破裂处荧光素着色。角膜基质混浊。

(四)推荐检查

(1)检查眼压。

(2)散瞳眼底检查:排除黄斑囊样水肿和玻璃体炎症。

(3)荧光素血管造影帮助诊断黄斑囊样水肿。

(五)治疗

同 Fuchs 角膜内皮营养不良的治疗。

第二节　角膜软化症

一、定义

角膜软化症是由于维生素 A 缺乏引起的一种角膜溶化及坏死的致盲眼病。

二、临床表现

患儿消瘦,精神萎靡,皮肤干燥粗糙呈棘皮状,声音嘶哑,由于消化道及呼吸道的上皮角化,患儿可伴有腹泻或咳嗽。早期症状主要是夜盲,但因幼儿不能诉述,常被忽略。

三、诊断

(1)患儿消瘦,精神萎靡,皮肤干燥粗糙,声音嘶哑。

(2)夜盲:夜间视力不好,暗适应功能差。但因幼儿不能诉述而不被发现。

(3)结膜干燥,在睑裂部近角膜缘的球结膜上出现三角形的尖端向外眦部的干燥斑,称 Bitot 斑。

(4)角膜早期干燥无光泽,呈雾状混浊,继之溶化坏死形成溃疡、感染,进而穿孔。

四、治疗

(1)病因治疗:积极治疗内科疾病,改善营养。维生素 A、D 每次 0.5~1 mL,每天 1 次,连续10~15次。

(2)用抗生素眼药水或眼膏抗感染。

(3)用 1% 阿托品眼膏散瞳防止虹膜粘连。

(4)若角膜已穿孔,可行结膜遮盖术或角膜移植术。如眼内容脱出,可行眼球摘除术或眼内容剜除术。

第三节 角 膜 变 性

一、老年环

(一)定义

老年环是角膜周边部基质内的类脂质沉着,多见于老年人。若发生在青壮年,则称为青年环。

(二)临床表现

常见于老年人,黑色人种更多见。超过 80 岁的老人,几乎都有老年环。该环呈白色,约 1 mm 宽,与角膜缘之间有一透明角膜带分隔。绝大多数为双侧性。

(三)诊断

(1)年龄,多见于老年人。

(2)角膜周边灰白色混浊,先上下,后内外,最后形成环形,宽约 1 mm,外侧边界清楚,内侧边界稍模糊,与角膜缘之间有狭窄的透明带相隔。

(3)对视力无影响。

(四)治疗

不需治疗。

二、角膜带状变性

(一)定义

角膜带状变性是一种由于营养失调累及前弹力层的表浅角膜钙化变性。

(二)临床表现

视力下降、异物感、角膜上皮缺损等,有时伴有新生血管。

(三)诊断

角膜混浊起始于角膜内外缘的睑裂部位,在前弹力层出现细点状灰白色钙质沉着,混浊的周边侧边缘清楚,与角膜缘之间有一约 1 mm 宽透明的正常角膜组织相间隔。混浊由两侧逐渐向中央扩展,最后连成两端宽,中间窄的带状混浊。对视力有明显影响。

(四)推荐检查

(1)眼压检测,视神经检查。

(2)如果无眼前节疾病或长期青光眼体征,角膜带状变性不能够解释,可考虑以下检查:测血钙、球蛋白、镁、血脂水平、尿素氮、肌酐含量,怀疑痛风时测定尿酸水平。

(五)治疗

(1)轻症无须治疗,混浊严重者可行板层角膜移植术。

(2)要在表面麻醉下刮去角膜上皮,用依地酸二钠(浓度为 0.5%～2%)清洗角膜,利用其发生螯合作用而去除钙质。

第四节 角膜扩张性病变

一、球形角膜

球形角膜是一种出生时即存在以角膜变薄并呈球形隆起的先天性角膜病变,临床上罕见,多为常染色体隐性遗传。

(一)病因

目前病因不明。一般认为是与扁平角膜发病原因相反的一种发育异常,也有人认为该病是大角膜的一种异型或水眼病变过程中止所致。还有人认为,此病与圆锥角膜的发病有着密切的关系,临床上有双眼球形角膜的父亲其儿子患双眼圆锥角膜的报道。

(二)临床表现

角膜均匀变薄并呈球状隆起,尤其在周边部,约为正常角膜厚度的1/3,有时合并巩膜组织变薄而形成蓝色巩膜。但角膜透明,直径一般正常。如有后弹力层破裂,可发生角膜水肿、混浊。病变为静止性,一般不发展,无明显自觉症状,可有屈光不正存在。

(三)诊断

(1)角膜均匀变薄呈球状隆起,但透明,直径正常。

(2)后弹力层破裂时,角膜急性水肿、混浊。

(3)如合并巩膜组织变薄可形成蓝色巩膜。

(四)鉴别诊断

1.圆锥角膜

角膜中央部进行性变薄并向前呈圆锥状突出;进行性视力减退和严重的不规则散光。裂隙灯检查可见圆锥底部角膜浅层有 Fleischer 环,如角膜后弹力层破裂,角膜水肿、混浊。

2.先天性前葡萄肿

出生后即可见角膜混浊,并向前膨隆,葡萄膜黏附于角膜背面,嵌顿的虹膜隐约出现于菲薄的角膜之后,使角膜发蓝色。

（五）治疗

目前尚无治疗方法，但应嘱患者注意保护眼球，防止外伤，以免引起眼球破裂。

二、后部圆锥角膜

后部圆锥角膜为罕见的角膜后表面异常，单眼发病，迄今报道的所有病例均为女性，无遗传倾向。

（一）病因

病因不明，可能是胚胎期由于某种原因使中胚叶发育不良所致。

（二）临床表现

患者出生时即存在角膜后表面弧度增加，甚至呈锥状，但前表面弧度则保持正常，使角膜中央区相对变薄。角膜基质层可能透明，也可能混浊。如不伴有角膜基质层混浊者，尚能保持较好视力。根据角膜受累的范围可分为局限型和完全型。病变常为静止性，用裂隙灯光学切面检查可明确诊断。患者常有不规则散光，用检影法检查呈现剪动影。

（三）诊断

主要根据患者角膜后表面弧度增加而前表面弧度正常，角膜中央区相对变薄。患者有不规则散光，检影法验光检查呈现剪动影而诊断。

（四）鉴别诊断

本病主要应与圆锥角膜鉴别。后者表现为青少年时期起病，角膜中央部进行性变薄并向前呈圆锥状突出，角膜前后表面弧度均增加。伴有进行性视力减退和严重的不规则散光。裂隙灯检查可见圆锥底部角膜浅层有 Fleischer 环，严重者角膜后弹力层破裂，角膜水肿、混浊。

（五）治疗

目前尚无治疗方法。

三、Terrien 角膜边缘变性

Terrien 角膜边缘变性是一种发生于角膜边缘部的非炎性缓慢进展的角膜变薄性疾病。

（一）病因

本病被认为可能与神经营养障碍或角膜缘部毛细血管的营养障碍有关。近来被认为是一种自身免疫性疾病。

(二)病理

本病被主要是基质层纤维变性,同时有胶原纤维脂质浸润,上皮细胞增生,基膜和前弹力膜破坏,甚至消失。

角膜基质层变薄,纤维板层结构数目明显减少,新生的肉芽组织及新生的血管伸入。后弹力膜撕裂、缺损或增厚,内皮细胞数天减少,细胞变性。

病变区各层组织均有明显的类脂沉着,常可见到淋巴细胞与浆细胞浸润。

(三)临床表现

10～30 岁发病,多为双眼发病,但病程进展不一致,从发现病变致角膜变薄有时可达 10 年以上。男性多于女性。

病变多发生于上半周角膜缘部,也可发生于其他部位或波及全周。早期可无自觉症状,随着病变的发展,可出现轻度刺激征和异物感,但不影响视力。病变晚期,由于病变区角膜膨隆,产生明显的散光而导致不同程度的视力下降。

根据病变的发展,可分为四期。

1.浸润期

角膜周边部出现宽 2～3 mm 的混浊带,伴有新生血管生长,病变区球结膜轻度充血。

2.变性期

病变区角膜变薄,形成一沟状凹陷。

3.膨隆期

病变区角膜继续变薄,出现单个或多个菲薄囊泡样膨隆区,多位于 10 点、1 点及 5 点处。

4.圆锥角膜期

病变区角膜张力下降,在眼压的作用下病灶向前膨出。并波及中央出现圆锥角膜样改变。严重者组织变薄如纸,当压力过猛或咳嗽时,病变区破裂,导致角膜穿孔,虹膜膨出,继而发生粘连性角膜瘢痕。

裂隙灯下,病变区角膜明显变薄,有新生血管伸入,正常角、结膜结构消失,而上皮层增厚,其他各层模糊不清。

(四)诊断

(1)典型者需具备角膜周边有灰白色浸润、新生血管、脂质沉着、角膜变薄、角膜沟、角膜膨隆及散光。

（2）非典型者假性翼状胬肉、复发性边缘性角膜炎及中央角膜混浊变薄。

（五）治疗

目前尚缺乏有效药物治疗。早期散光可以用光学眼镜矫正。反复发作的炎性改变，可用类固醇皮质激素治疗，亦可试用三氯醋酸烧灼或其他方法烧灼，以减轻散光。

病变晚期，可行结膜瓣遮盖术或板层角膜移植术，手术范围必须大于角膜病变，否则术后仍有复发和继续发展的可能。

四、角膜边缘透明变性

角膜边缘透明变性是一种发生于角膜下方周边部的少见的非炎症性疾病。由于角膜变薄隆起，可引起高度不规则散光，同时可使后弹力膜破裂导致角膜水肿。

（一）病因

病因不明。因其组织学和超微结构的改变与圆锥角膜相似，故有人认为该病变是局限于周边部的圆锥角膜。

（二）临床表现

本病多发生于 20～40 岁年龄的中青年，男女发病率相近，病程进展缓慢，病变可持续数十年。通常有与高度不规则散光有关的视力下降。多在出现畏光、流泪而就诊。

本病多发生在双眼角膜下方，可见宽约 1.2 mm 呈新月形的基质变薄区，与角膜缘之间有 1～2 mm 的正常区域。紧靠变薄区之角膜上皮可出现微小囊样水肿和基质层水肿，可累及视轴区。水肿区后弹力膜可呈灶性、旋涡性或斜行破裂或脱离。

Rodrigues 发现角膜上皮层有不规则增厚，前弹力膜有瘢痕形成，基质层变薄且内皮缺损。部分患者可发生急性角膜水肿。

角膜边缘透明样变性发生角膜水肿的机制，是因为内皮屏障功能丧失而导致后弹力膜破裂或脱离的结果，这可能是由于角膜扩张变形所致。

（三）治疗

因本病可引起高度不规则性散光，可戴用角膜接触镜矫正视力。部分病例需行板层或大口径的穿透性角膜移植术。

第五节　角膜肿瘤

一、角膜皮样瘤

(一)定义

角膜皮样瘤是胚胎性上皮组织移植所致,由皮样结缔组织构成,外面有上皮组织覆盖,含有毛囊和皮脂腺。

(二)临床表现

肿物多位于颞下方球结膜及角膜缘处,为圆形淡黄色实性,表面有纤细的毛发。肿物的角膜区前缘,可见弧形的脂质沉着带。

(三)诊断

(1)多发生在外下方角膜缘外,圆形,呈淡黄或淡红色隆起,表面有细毛,似皮肤。

(2)单眼或双眼发病,可伴发附耳、耳前瘘管,睑缺损等其他先天异常。

(四)治疗

手术切除。必要时可行板层角膜移植或穿透性角膜移植。

二、原位癌

(一)定义

原位癌亦称 Bowen 病,是一种角膜结膜上皮内上皮癌。

(二)临床表现

病变好发于角膜结膜交界处,呈灰白色半透明隆起,有血管时呈红色胶样扁平隆起,界限清楚,可局限生长。

(三)诊断

(1)老年人睑裂区角膜结膜交界处白色半透明隆起。如有较多的血管时,呈微红色。

(2)在裂隙灯下肿瘤与正常组织界限分明。

(四)治疗

通过手术可彻底切除癌变组织。

第五章

结膜疾病

第一节 变性性结膜病

一、翼状胬肉

翼状胬肉是一种慢性炎症性病变,因形状似昆虫翅膀而得名,俗称"攀睛"或"胬肉攀睛"。多在睑裂斑的基础上发展而成。近地球赤道部和户外工作的人群(如渔民、农民)发病率较高,地理纬度与翼状胬肉有较大的关系,Cameron(1965)发现翼状胬肉发病最高的地区为纬度 $30°\sim35°$。具体病因不明,可能与紫外线照射、烟尘等有一定关系。局部角膜缘干细胞受损,失去屏障作用可能也是发病基础。近年用免疫荧光法发现翼状胬肉组织内存在 IgE、IgG,而 IgE 的存在可能与 I 型变态反应有关,组织学检查在翼状胬肉基质中有浆细胞和淋巴细胞浸润。也有人认为是结膜组织的增殖变性弹力纤维发育异常而产生的弹力纤维变性所致。

(一)临床表现

多双眼发病,以鼻侧多见。一般无明显自觉症状,或仅有轻度异物感,当病变接近角膜瞳孔区时,因引起角膜散光或直接遮挡瞳孔区而引起视力下降。睑裂区肥厚的球结膜及其下纤维血管组织呈三角形向角膜侵入,当胬肉较大时,可妨碍眼球运动。

按其发展与否,可分为进行性和静止性两型。进行性翼状胬肉头部隆起、其前端有浸润,有时见色素性铁线(Stocker 线),体部充血、肥厚,向角膜内逐渐生长。静止性翼状胬肉头部平坦,体部菲薄,静止不发展。

(二)诊断与鉴别诊断

检查见睑裂区呈翼状的纤维血管组织侵入角膜即可诊断。需与睑裂斑和假性胬肉相鉴别。睑裂斑通常不充血,形态与胬肉不同,底部方向相反,且不向角膜方向发展。假性胬肉通常有角膜溃疡或创伤病史,与附近结膜组织粘连,可在任何方位形成。

（三）治疗

减少外界环境的刺激因素对于预防翼状胬肉的发生有一定作用,毕竟日光中的紫外线与翼状胬肉的发生有密切关系,流行病学发现,在长期佩戴眼镜的人群中,翼状胬肉的发生率较低。因此,佩戴防护镜应该是预防翼状胬肉发生的简便易行的方法。胬肉小而静止时一般不需治疗,但应尽可能减少风沙、阳光等刺激。胬肉进行性发展,侵及瞳孔区,可以进行手术治疗,但有一定的复发率。手术方式有单纯胬肉切除或结膜瓣转移术,胬肉切除＋球结膜瓣转移、移植或羊膜移植术。联合角膜缘干细胞移植、自体结膜移植、β射线照射、局部使用丝裂霉素等,可以减少胬肉复发率。近期研制出的 TGF-β 抑制剂可以通过抑制细胞增殖、胶原合成及炎症细胞浸润来控制翼状胬肉的发展。

二、睑裂斑

睑裂斑为睑裂区角巩膜缘连接处水平性的、三角形或椭圆形、隆起的、灰黄色的球结膜结节。鼻侧发生多且早于颞侧,多为双侧性。外观常像脂类渗透至上皮下组织,内含黄色透明弹性组织。一般是由于紫外线（电焊等）或光化学性暴露引起。目前眼睑闭合对睑裂区球结膜造成的重复性损伤也被认为是一个致病因素。

（一）临床表现

睑裂部接近角膜缘处的球结膜出现三角形隆起的斑块,三角形基底朝向角膜。睑裂斑通常是无症状,至多是美容的问题。偶尔睑裂斑可能会充血、表面变粗糙,发生睑裂斑炎。

（二）治疗

一般无须治疗。发生睑裂斑炎给予作用较弱的激素或非甾体抗炎药局部点眼即可。严重影响外观、反复慢性炎症或干扰角膜接触镜的成功佩戴时可考虑予以切除。

三、结膜结石

结膜结石是在睑结膜表面出现的黄白色凝结物,常见于慢性结膜炎患者或老年人。结石由脱落的上皮细胞和变性白细胞凝固而成。患者一般无自觉症状,无须治疗。如结石突出于结膜表面引起异物感,导致角膜擦伤,可在表面麻醉下用异物针或尖刀剔除。

第二节 结膜囊肿及良性肿瘤

一、结膜囊肿

结膜囊肿在临床上并不少见。结膜囊肿应当定义为由结膜上皮组织构成囊壁、其中充填了液体物质。引起结膜囊肿的原因很多,大多数是由于手术、外伤、感染、慢性炎症刺激等造成的植入性上皮性囊肿,发生于结膜穹隆部囊肿的体积可以较大;部分囊肿是先天性的。在分类中,部分作者习惯将位于结膜下的包裹性囊肿也列入结膜囊肿的范畴。

临床常见的结膜囊肿按病因分类为以下。

(一)先天性结膜囊肿

先天性结膜囊肿较少见。较小者见于结膜痣,痣本身含有小的透明囊肿。较大的结膜囊肿见于隐眼畸形,眼眶内有一发育很小的眼球及较大的囊肿,囊肿大时可充满眼眶。

1.症状

患者无特殊不适。

2.体征

先天性小眼球伴囊肿患者多无视力;部分患者眼窝表面找不到眼球,或很小的眼球位于下方穹隆部,余部为囊肿充填。结膜痣患者出生时结膜有隆起病灶,生长缓慢。

3.辅助诊断

无特殊,病理切片为诊断的金标准。

4.鉴别诊断

与结膜的实质性肿物相鉴别。与相邻组织的囊肿鉴别。

5.治疗

本病药物治疗无效,根据患者美容的需要,选择手术摘除,局部美容手术。

(二)获得性囊肿

获得性囊肿是结膜囊肿临床上最常见的类型,根据病因,有各种不同的临床表现。多数患者就诊原因为发现眼表肿物,部分囊肿是患者由于其他原因检查眼睛时偶然被发现。

上皮植入性结膜囊肿:由于结膜外伤、手术等原因,结膜上皮被植入到结膜下,这些上皮细胞增生成团,继之在中央部分发生变性,形成囊腔,囊壁由结膜上皮细胞组成,菲薄而透明,其中可见杯细胞。囊内为透明液体及黏液,囊肿的一侧与巩膜表面或有粘连不易移动,周围组织炎症反应轻;当在囊腔内存在细菌等微生物时,囊肿周围组织可能有急慢性炎症。

上皮内生性结膜囊肿:由于结膜受到长期慢性炎症刺激,上皮细胞向内层生长,伸入到结膜下组织。新生的上皮细胞团,中央部变性而形成囊肿,充以液体。囊肿好发于上睑及穹隆部结膜,也见于泪阜、半月皱襞、下穹隆及下睑结膜。

腺体滞留性结膜囊肿:由于慢性炎症浸润刺激,使结膜本身腺体的排泄口阻塞、封闭,腺体分泌物不能排出,滞留而形成囊肿。这种囊肿一般很小,多见于穹隆部结膜,也可见于泪阜处。

1.症状

患者无特殊不适,部分患者有结膜炎症表现,眼部异物感、流泪等。

2.体征

半透明或不透明的结节状、半球形隆起,周围结膜血管或充血;位于穹隆部的囊肿可以较大,表面淡紫色,可使用暴露穹隆法使囊肿突起入结膜囊。

3.辅助诊断

无特殊,病理切片为诊断的金标准。

4.治疗

本病药物治疗无效,选择手术摘除,当怀疑结膜囊肿为感染性,切除肿物时尽量保证肿物完整,根据病理诊断报告,考虑术后是否使用抗感染药物;当手术中囊肿壁有破溃时,尽量取囊内容物(液)涂片,确定有无病原体以便于进一步的治疗。

5.随诊

依据病理诊断结果采取相应治疗,为减轻手术后结膜反应,术中建议使用单股尼龙或丙纶线缝合,拆线时间为缝合后5~7天。当伤口有感染时,据伤口愈合状况预约复诊。

6.自然病程及预后

穹隆部的结膜囊肿会生长较快,体积较大;继发感染多见,手术摘除后复发较少。

7.患者教育

确定囊肿的原因很重要,发现囊肿,建议首选切除组织送病理检查。

二、结膜良性肿瘤

结膜肿瘤主要源于结膜上皮或黑色素细胞病变,结膜固有层的间质组织病变亦可引起瘤样增生。与其他部位的肿瘤类似,结膜肿瘤包括错构瘤与迷芽瘤两类。除原发外,炎症等因素也可以导致组织肿瘤性生长。结膜肿瘤的主要组织类型见表5-1。

表 5-1 结膜肿瘤的主要组织类型

类型	涉及组织细胞
上皮性源性	鳞状细胞、基底细胞、黑色素细胞
间质性	血管、神经、纤维、脂肪、淋巴、肌肉
多种组织源性	迷芽瘤

(一)鳞状细胞乳头状瘤

结膜上皮增生,外生性生长。

1.症状

大部分患者没有症状,以发现眼球表面肿块或色素为主诉。

2.体征

多为暗粉红色,略隆起于结膜表面,桑葚状或菜花状,位于结膜表面,有时基底呈蒂状。

3.辅助诊断

裂隙灯角膜显微镜检查,肿瘤表面不平,似有多数小的乳头状结构,半透明,可以隐约看到瘤体内含扩张弯曲血管。

4.实验室诊断

手术切除标本送病理检查,诊断。

5.鉴别诊断

对所有结膜良性肿瘤来说,重要的是判断肿物的性质,除外恶性肿物。临床医师根据肿瘤的外观、生长速度等可以对病灶性质进行初步诊断,帮助确定手术方案,病理检查是诊断的金标准。

6.治疗

手术切除为首选治疗手段。目前有学者推荐局部冷冻与手术切除联合的治疗方案。

7.随诊

依据病理诊断结果采取相应治疗,为减轻手术后结膜反应,术中建议使用单股尼龙或丙纶线缝合,拆线时间为缝合后 5～7 天;当伤口有感染时,据伤口愈合状况预约复诊。

8.自然病程及预后

当肿瘤体积较大时,继发感染多见,手术摘除后可能复发,部分肿瘤恶变。

9.患者教育

确定肿物性质很重要,建议首选切除组织送病理检查。

(二)色素痣

属于良性黑色素细胞瘤。有先天性与获得性两类,病理学家 Peter 和 Folberg 博士,将成年人罹患的色素痣,归为原发性获得性结膜黑变病(PAM)的范畴。

1.症状

结膜色素性病灶,多无自觉不适。

2.体征

结膜表面棕黑色、蓝黑色或棕红色病灶,境界清晰,微隆起,表面平滑无血管。痣好发部位为角膜缘附近及睑裂部球结膜,缓慢增长。

3.辅助检查

无特殊。

4.实验室诊断

如手术切除,标本做病理诊断。

5.鉴别诊断

同前。

6.治疗

体积小,患者无感不适(包括生理与心理)的色素痣可以无须治疗。当痣突然增生,表面不平滑者或有出血、破溃等恶变的迹象时,应选择手术切除肿物。对于色素性肿物,临床上务求病灶一次性、全部、完整切除,切除病灶送病理检查。

7.自然病程与预后

色素痣大部分稳定,终生不变或极缓慢生长。部分病例有恶性变的倾向。

8.患者教育

发现结膜色素性肿物,要到医院就诊。切忌自行处理,建议不要使用刺激性药物和方法治疗。

（三）血管瘤

有毛细血管瘤和海绵状血管瘤。毛细血管瘤为先天性瘤，出生后生长缓慢或停止生长。一般范围较小，有时也波及眼睑、眼眶等邻近组织。海绵状血管瘤一般范围较广，位置较深，常为眼眶、眼睑或颜面血管瘤的一部分。有时合并青光眼，称为 Sturge-Weber 综合征。

（四）皮样瘤

皮样瘤为先天性良性瘤。好发于睑裂部角膜缘处。部分位于角膜浅层，部分位于结膜侧。瘤体与其下结角膜组织粘连牢固，呈淡红黄色，表面不平呈皮肤样、有纤细毛发。组织学检查含有表皮、真皮、毛囊、皮脂腺、汗腺等，手术切除，角膜部分作板层角膜移植修补。

（五）皮样脂瘤

皮样脂瘤为先天性瘤，因含大量脂肪故瘤体呈黄色，质软。好发于颞上侧近外眦部结膜下，与眶内组织相连。手术切除时，慎勿损伤外直肌。

（六）骨瘤

骨瘤为先天性瘤。很少见，好发于颞下侧外眦部结膜下，质硬，多呈圆形，如黄豆大小。应与畸胎瘤区别。

第三节　结膜恶性肿瘤

一、鳞状细胞癌

临床并不常见，本病变属于结膜鳞状上皮的病变，目前有部分作者将其归类为眼表鳞状细胞肿瘤（OSSN），可能与紫外线辐射有关。好发于上皮细胞性质移行的结合部。

（一）临床表现

患者开始时并无特殊不适，以后可能有眼干涩、局部充血等；病变通常发生在睑裂部，发生在角巩膜缘处的病变，病灶外观类似泡性角膜结膜炎。病灶表面有血管,增长较迅速,可表现为菜花状、鱼肉状、或胶冻状外观。结膜鳞状细胞癌病灶表面及周围结膜经常发生角化。在较少情况下,肿瘤可浸润进入眼内,并经淋巴转移到耳前淋巴结、颌下淋巴结及颈部淋巴结。

(二)诊断

病理诊断为本病诊断的金标准。

(三)治疗

临床首选手术切除病灶。在切除时,选用肿瘤非接触切除原则(NO TACHE),意为在手术中,切除缘距肿瘤肉眼病灶 $2\sim3$ mm。肿瘤的复发率与肿瘤切除缘是否无肿瘤细胞相关。目前也有采用手术切除病灶联合局部冷冻、局部化疗和局部放疗法抑制肿瘤复发。

二、恶性黑色素瘤

这一名称在目前国际通用的教科书中已经很少使用,常用的名称是结膜黑色素瘤。

结膜黑色素瘤占眼表恶性肿瘤的约 2%。其大部分来源于原发性获得性黑变病(primary acquired melanosis,PAM),1/5 源于色素痣恶变,仅很少量为原发性黑色素瘤。

(一)临床表现

患者发现结膜表面黑色或灰褐黑色实质性病灶,伴有扩张的滋养血管;非色素性病灶呈现为表面平滑、鲜鱼肉样外观的结节。肿瘤的好发部位为角巩膜缘处的结膜表面。

(二)鉴别诊断

(1)较大的色素痣:痣生长慢,不侵犯周围组织,如角膜。

(2)眼内黑色素瘤穿破眼球壁:瘤体增长迅速,色黑,表面不平呈分叶状,结膜病灶与其下组织粘连牢固。

(3)色素细胞瘤:少见,先天性黑色病灶,通常不易在眼表移动。

(4)有色素的鳞状细胞癌:表面粗糙,隆起较明显的结节。

(三)治疗

根据肿瘤状态,采取单纯切除、局部化疗或扩大切除、放疗等手段。色素性肿瘤常早期血行扩散,切除后复发率高,易发生全身转移。制定手术切除治疗方案要慎重、考虑周全并与患者良好沟通。

第六章

巩膜疾病

第一节　巩膜先天性异常

一、蓝色巩膜

蓝色巩膜是巩膜发育停顿在胚胎状态所致,其巩膜纤维减少,纤维间黏多糖基质增多,致巩膜透明度增加,比较罕见。通常透见葡萄膜色素,使除邻接角巩膜部1～2 mm区外的全部巩膜外观呈均匀亮蓝色或蓝灰色,在新生儿特别是早产儿,易见到半透明的巩膜下可隐约显露葡萄膜色调,呈均匀的蓝色。但只有在生后3年巩膜仍持续为蓝色时,才被视为病理状态。多为双眼发病,但也有单眼者。

此病虽可单独出现,但多与其他全身发育异常,与全身的支持组织发育异常相伴发,如骨脆症、关节脱臼和耳聋等。Vander Hoeve(1917)等做了比较全面的描述,以后即称其为Vander Hoeve综合征。本征患者大多数有蓝巩膜,其次可出现骨脆症及耳聋。骨脆症可分为三型。①成骨不全:在出生前及出生后即有自然骨折倾向或多处骨折。②骨脆症:常见婴儿早期出现骨折。③缓慢型:又称Spur way病。骨脆症发生于2～3岁,青春期后可发生耳硬化症。上述多种类型可出现于同一家庭的同一代人。耳聋的症状多发生于20岁以后,为耳硬化所致,也有因迷路病变导致耳聋者,有耳硬化者其巩膜蓝色常较重。

蓝色巩膜-脆骨综合征,常并发颅骨变形、关节脱位、牙齿畸形、胸廓异常、指(趾)愈合、韧带弛缓、下肢不全麻痹等。在眼部可并发角膜幼年环、绕核性或皮质性白内障、大角膜、小角膜、圆锥形角膜、小眼球、眼球震颤、青光眼、眼睑下垂、眼睑畸形、青年性脉络膜硬化、部分性色盲等。

认为本例可能与甲状旁腺功能亢进有关,目前无特殊治疗。

二、巩膜黑变病

巩膜黑变病是在巩膜前部约距角膜缘 3.5 mm 处,有紫灰色或蓝灰色境界鲜明的着色斑块,斑块不隆起,形状呈不规则花斑状,特别多见于睫状血管穿过处。病侧眼虹膜呈深褐色,眼底也可见色素增多。多数为单眼,仅 10% 为双眼。同时伴有同侧颜面,特别是眼睑皮肤范围较广的色素斑,视觉和视力一般不受影响。

(一)病因

有些病例有遗传倾向,遗传方式多为常染色体显性遗传,但也有隐性者。

(二)病理

巩膜棕黑层一般正常,中层色素减少,色素主要集聚于表层和上巩膜层胶原纤维之间。可见典型的载色细胞,其长突在巩膜纤维束之间缠绕。

(三)治疗

本病一般无特殊疗法,但应注意观察眼压及眼底改变,如发现异常,对症处理。

第二节 巩 膜 炎

巩膜因血管和细胞少,又没有淋巴管,绝大部分由胶原组成,其表面为球结膜及筋膜所覆盖,不与外界环境直接接触,因此巩膜自身的疾病很少见。绝大部分巩膜炎是由相邻的组织或全身疾病而引起。据统计其发病率仅占眼病总数的0.5%左右。巩膜炎具有以下临床特征:①病程较长,易复发。②与眼部邻近组织或全身自身免疫性疾病相关。③对特异性及综合性治疗个体反应的差异较大。

巩膜炎的发病率女性多于男性,女性占 70% 以上,双侧巩膜炎占 50% 左右,而后部巩膜炎占 10% 左右。发病年龄常见于中年,35 岁以上者多见。

一、病因

巩膜炎的病因多不明,尤其与全身疾病有关的巩膜炎,原因更难确定,甚至连炎症的原发部位是在巩膜、上巩膜、球筋膜或是在眶内其他部位也不清楚。

(一)外源性感染

临床不多见,可为细菌、真菌和病毒等通过结膜、眼内感染灶、外伤口、手术创面等引起感染。

(二)内源性感染

临床上很少见,如全身的脓性转移灶或非化脓性肉芽肿(结核、麻风、梅毒等)。

(三)自身免疫性疾病

特别是血管炎性免疫病,是最常见引发严重巩膜炎的病因。

此类型巩膜炎的发生、发展与病变程度与自身免疫性疾病的性质、持续状态和严重程度有关。如常见的原发性中、小血管炎性病变,并伴结缔组织炎的疾病,如:①类风湿关节炎;②系统性红斑狼疮;③复发性多软骨炎。

另一类为血管炎症伴肉芽肿性疾病,如:①结节性多动脉炎;②Behcet 病;③Wegener 肉芽肿病等。另外,还有与皮肤或代谢有关的疾病,如酒糟鼻、痛风等。所以临床上医师要诊断巩膜炎时,需要对患者眼及全身做全面的检查,找出可能的全身病因,以便眼病和全身病同时治疗,以达到良好的疗效。

二、组织病理

巩膜炎的组织病理学研究不多,目前的结果多见于摘除眼球和术中切下病变组织的观察结果。巩膜炎时出现的浸润、肥厚及结节是一种慢性肉芽肿改变,具有炎性纤维蛋白坏死及胶原纤维破坏的特征。常在血管进出部位见局限性炎症。

肉芽肿性炎症表现为被侵犯的巩膜为慢性炎症,有大量的多核白细胞、巨噬细胞和淋巴细胞浸润,这些细胞与炎症组织形成结节状及弥漫性肥厚的病灶。肉芽肿被多核的上皮样巨细胞和血管包绕,有的血管有血栓形成。类风湿性结节性巩膜炎除表现为有巩膜肉芽肿样改变外,血管周围炎表现突出;而非风湿结节性巩膜炎,则表现为巩膜明显增厚,结缔组织反应性增生,但很少坏死,血管周围炎表现不明显,而以淋巴细胞浸润为主。

浅层巩膜炎表现为浅层巩膜血管充血,淋巴管扩张,炎症控制后多不留痕迹。前部巩膜炎常会波及角膜,而近角膜缘的角膜基质炎也常累及前段巩膜。

坏死性巩膜炎时,病灶中央区出现纤维蛋白坏死,严重时见炎症细胞浸润中心有片状无血管区,造成组织变性坏死,继而可出现脂肪变性或玻璃样变性、钙化等。坏死组织逐渐吸收,此局部巩膜变薄而扩张。眼内眼球血管膜组织膨出,形成巩膜葡萄肿样改变。有的则形成纤维增生,形成"肥厚性巩膜炎"。

三、临床类型及临床表现

巩膜炎的临床类型,按侵犯巩膜的部位分为前部、后部及全巩膜炎三大类。按病变性质又分为单纯性、弥漫性、结节性、坏死穿孔性四大类,而临床上的诊断是把病变部位和病变性质这两种分型结合起来进行分类,如以弥漫性前部巩膜炎最为常见,约占50%,其次为结节性前部巩膜炎,前部坏死穿孔性巩膜炎相对较少,后部巩膜炎约占10%。由于后部巩膜炎易被临床医师忽视,实际发病率可能高于10%。

(一)前部巩膜炎

病变位于赤道前,可分为结节性、弥漫性和坏死穿孔性巩膜炎三种。

1.弥漫性前部巩膜炎

本病是巩膜炎中最良性的一种,只有约20%合并有全身性疾病。临床上也可见病变处巩膜弥漫性充血,上方球结膜常轻度充血,但水肿较明显,在结膜充血、水肿看不清下方巩膜时,滴1:100肾上腺素收缩球结膜血管后,便易发现下方巩膜血管的充盈情况和巩膜的病变范围。病变范围可局限于一个象限,严重者也可占据全眼前段。

2.结节性前部巩膜炎

临床上起病缓慢,但逐渐发展。眼胀痛、头痛、眼球压痛为最常见症状。炎性结节呈深或暗色完全不能活动,但与上方浅层巩膜组织分界清楚。结节可单发,也可多发,有的可以形成环形结节。病程较长,有的可达数年。常合并有角膜基质炎或前葡萄膜炎,而影响视力。

3.坏死性前部巩膜炎

坏死性前部巩膜炎亦称坏死穿孔性前部巩膜炎,是最具破坏性的一种,也常是全身严重血管性疾病或代谢病的先兆,病种迁延,常累及双眼。临床上早期表现为巩膜某象限局灶性炎症浸润,可见病变区充血、血管怒张迂曲,典型表现为局限性片状无血管区,在此无血管下方或附近巩膜表现为水肿。病变的区域开始很小,随着病程进展,可见大面积坏死或从原发病处向周围扩展,也可见几个不同象限同时有病灶存在,最后可侵及全巩膜。当炎症控制后巩膜仍继续变薄,可见到下方的葡萄膜色素。当眼压升高时,易出现巩膜葡萄肿。Foster(1992)观察的172例巩膜炎患者中,有34%为坏死性前部巩膜炎,其中4例为成人类风湿患者。巩膜炎的加重与类风湿的活动有密切关系,从弥漫性或结节性巩膜炎向坏死性巩膜炎进展时,也通常意味着身体其他部位有类风湿血管炎。坏死性巩膜炎还可见于巩膜外伤后。系统性红斑狼疮患者中有1％出现巩膜炎,其出现是系统性红斑狼疮全身活动期的体征。全身疾病恶化时,巩膜炎同步加重并有复发性,有时可见到弥漫性或结节性前部巩膜炎转化成坏死性巩膜炎。

(二)后部巩膜炎

后部巩膜炎指发生于赤道后部及视神经周围巩膜的炎症。著名巩膜炎专家Watsor指出:"后部巩膜炎是眼科中最易误诊而又具可治性疾病之一。"由于临床表现变化多样,常导致临床上误诊或漏诊。本病在未合并前部巩膜炎,外眼又无明显体征时,最易造成漏诊。在检查一些被摘出的眼球后,发现患过原发性后部巩膜炎或前部巩膜炎向后扩散的眼球并不少见,表明后部巩膜炎在临床上的隐蔽性。

1.症状

后部巩膜炎最常见的症状有眼胀痛,视力下降,眼部充血等,疼痛程度与前部巩膜受累程度成正比。有些患者除主诉眼球痛以外还放射到眉部、颞部等。也有一些患者没有症状或仅有这些症状中的一种。严重患者可伴有眼睑水肿,巩膜表面血管怒张、迂曲,球结膜水肿,眼球突出或出现复视。有时症状和体征与眼眶蜂窝织炎难以区别。其鉴别为巩膜炎的球结膜水肿较蜂窝织炎明显,而眼球突出又较蜂窝织炎轻。

视力下降是最常见的症状,其原因是巩膜的炎症引起相应视网膜的炎症,有时可造成渗出性视网膜脱离,黄斑部的后部巩膜炎性渗出,可致黄斑囊样水肿,还可直接导致视神经炎发生。由于后巩膜弥漫性增厚导致眼轴缩短。有些患者主诉近视度数减轻或远视明显增加,而引起视疲劳。

临床和病理方面的研究结果显示,后部巩膜炎患者常有前部巩膜受累,表现有高隆部浅层巩膜血管扩张,弥漫或结节性前部巩膜炎。在重症后部巩膜炎的患者,同时伴有巩膜周围炎。这些炎症常扩散到眼外肌或眼眶,导致眼球突出,上睑下垂和眼睑水肿等表现。由于眼外肌炎症,也可见有眼球转动痛或复视。

2.体征

除部分有前部巩膜炎的表现外,大部分为眼底的改变,如视盘水肿,黄斑囊样水肿,浆液性视网膜脱离,视神经炎或球后视神经炎的表现。概括起来有以下几个方面:①局限性眼底肿胀,常见于结节性后部巩膜炎引起的脉络膜隆起,有些患者并无明显症状,只是在检查时才被发现,有些患者有眼眶周围痛。隆起处视网膜色泽一般与正常眼底网膜无差异,但常见为周边的脉络膜皱褶或视网膜条纹。②脉络膜皱褶、视网膜条纹和视盘水肿。这是后部巩膜炎的主要眼底表现。③环形脉络膜脱离。在邻近巩膜炎病灶处可见略显球形的脉络膜脱离,但环形睫状体脉络膜脱离更常见,易导致虹膜隔前移,致房角前移造成眼压升高。④渗出性黄斑脱离常见于年轻女性患者。后部巩膜炎可致后极部血-视网膜屏障破坏,而出现渗出性视网膜脱离,这种脱离只限于后极部。眼底荧光血管造影可见多处小的荧光渗漏区,超声检查可助于诊断。因此,对原因不明的闭角型青光眼、脉络膜皱褶、视盘水肿、局限性眼底肿块、渗出性视网膜炎等患者,均应想到此病的可能。

(三)全巩膜炎

巩膜炎比表浅巩膜炎严重,也少见,是巩膜本身的炎症。常发病急,伴发角膜和葡萄膜的炎症。由于反复发作,常导致巩膜变薄及相邻组织的炎症而引起并发症,故预后不佳。

巩膜炎主要与全身血管性自身免疫病、胶原和代谢性疾病关系密切。免疫反应的类型以Ⅲ、Ⅳ型抗原抗体复合物或迟发性超敏反应为主,如原发坏死性前部巩膜炎患者对巩膜可溶性抗原是迟发型超敏反应,但多数患者难找出原因。

四、眼部合并症

巩膜炎的眼部合并症较多,常见于坏死或穿孔性巩膜炎,在炎症或继发眼内炎症时,合并有周边角膜炎(37%)、白内障(7%)、葡萄膜炎(30%)、青光眼(18%)、巩膜变薄(33%)等。

前节巩膜炎症扩散引起前节葡萄膜炎,后部巩膜炎则常造成后葡萄膜炎。虽然有1/3的巩膜炎患者有巩膜变薄,巩膜玻璃体变性等,但只有严重坏死型和巩膜软化症时才可见到巩膜穿孔的发生。

(一)硬化性角膜炎

常为女性发病,年龄较大,多累及双眼,反复发作,可波及全角膜及虹膜、睫状体,造成闭角型青光眼的发作。

临床表现为病变的边缘角膜白色纤维化样混浊,脂质沉着,相应的巩膜血管怒张,巩膜与发病角膜之间边界不清。角膜纤维化混浊区可见较强的反光和似有棉花颗粒的聚积。随着病情的进展,角膜混浊区逐渐扩大,并向角膜中央延伸,病变的角膜区常为新生血管化。结节性巩膜炎表现为较局限的角膜炎症,这些角膜炎也常伴有角膜的带状疱疹感染。

还有的表现为角膜中央的表面或浅中基质层混浊,与巩膜部位无关系,角膜混浊区开始呈灰白色或灰黄色,以后变为白色,典型的呈舌状或三角形,尖端向角膜中央。炎症控制后,在角膜基质板层内常残留线状混浊,外观如陶瓷状。这些混浊一般不消失,严重患者的角膜混浊可以逐渐发展成环状,仅角膜中央留有透明区,进而发展成全角膜混浊。

(二)前葡萄膜炎

巩膜炎可造成葡萄膜炎,其炎症几乎都是由巩膜的炎症扩散或伸延而造成的。Foster 报道了 32 例类风湿性巩膜炎患者中,14 例有前葡萄膜炎。并发前葡萄膜炎的患者中,7 例为坏死性巩膜炎,5 例为弥漫性巩膜炎,2 例为结节性前部巩膜炎。还有些患者可同时伴有后葡萄膜炎。

(三)青光眼巩膜炎

尤其前部巩膜炎的各阶段,均可发生眼压升高,类风湿巩膜炎青光眼的发生率为 19%,而摘除眼球的组织学研究发现其发生率可增加到 40% 以上,其原因为:①睫状体脉络膜渗出导致虹膜-晶状体隔前移致房角关闭。②房水中炎症细胞浸润阻塞小梁网及房角。③表层巩膜血管周围炎症浸润后组织增厚,致巩膜静脉压上升。④Schlemm 管周围淋巴管增生,影响房水流出速度。⑤全身及眼局部长期应用糖皮质激素,诱发皮质激素性青光眼。

(四)视网膜和视神经炎

后部巩膜炎时常伴发后极部视网膜水肿、渗出性脱离,视盘水肿和黄斑部水肿,还可见眼底网膜上有絮状渗出。还有报到见双侧坏死性巩膜炎与双侧缺血性视神经病变和边缘性角膜溃疡同时发生。

(五)眼球运动障碍

约有 10% 的巩膜炎患者有眼球运动障碍,主要为后部巩膜炎症波及眼外肌所致,主要症状和体征为疼痛、视力下降、复视,检查时常见眼睑水肿和球结膜水肿,为炎症累及眼肌致运动受限性眼位的表现。

五、临床检查

由于巩膜炎常与自身免疫性疾病有关,在诊断时除全身与局部的特征外,进行全身和实验室检查是十分必要的。

(一)全身检查

胸、脊柱、骨骼关节 X 线片。

(二)实验室检查

1.血常规

如类风湿关节炎有贫血、血小板增多,嗜酸性粒细胞增多等。红细胞沉降率(血沉)加快是巩膜炎的共同表现,还可表现为补体水平下降。肝肾功能,血清肌酐和尿素氮检查也有助于鉴别诊断。

2.免疫学指标

(1)类风湿因子是一种自身抗体,通常为IgM,约80%的典型类风湿关节炎患者血清类风湿性因子阳性,尤其在坏死性巩膜炎的患者,抗体溶度明显升高。

(2)循环免疫复合物,与类风湿性巩膜炎等有密切关系,有时类风湿因子阴性的患者循环免疫复合物可为阳性。

(3)抗核抗体,约40%的类风湿关节炎患者的血清抗核抗体为阴性,在巩膜炎患者中约有10%表现为此抗体阳性。

(4)其他如补体,冷球蛋白等也可作为血清学的辅助诊断。

(三)特殊检查

1.荧光血管造影

(1)典型的弥漫型或结节型巩膜炎,荧光血管造影显示血管床的荧光增强与通过时间减低,血管充盈形态异常,异常吻合支开放,血管短路,深部巩膜组织中早期荧光素渗漏。

(2)荧光眼底血管造影,早期可见脉络膜背景光斑,继而出现多个针尖大小的强荧光区,晚期这些病灶的荧光素渗漏。但这些表现并不是后部巩膜炎的特异性表现。

2.超声检查

主要用于后部巩膜炎的诊断,一般认为厚度在 2 mm 以上考虑异常。另外可见球后组织水肿、视盘水肿、视神经鞘增宽和视网膜脱离等。对于后部巩膜炎,眼前节无任何炎症体征者,B超检查尤为重要,是诊断的重要手段。

3.CT 扫描

此项检查的特异性不如超声检查,但 CT 除可显示巩膜厚度外,还可显示视神经前段和相邻眼外肌的变化。

4.MRI 扫描

有报告此项检查在诊断后部巩膜炎时不如 CT 可靠,目前正在研究中。

六、诊断和鉴别诊断

根据病史、眼部及全身表现、试验室和特殊检查,一般诊断并不困难,但应与以下的疾病进行鉴别。

(一)眼眶炎性假瘤

尤其眼眶急性炎性假瘤,有许多症状和体征与后部巩膜炎相似,如均有急性发作,中或重度疼痛,眼睑水肿,上睑下垂,结膜充血和水肿,眼球运动障碍等,B超检查均显示巩膜增厚和结膜囊水肿。但CT显示眼眶炎性假瘤时眶内多可见到炎性肿块,还可从B超检查和CT检查结果判断是巩膜增厚还是眼球壁周围炎症引起的水肿。

(二)脉络膜黑色素瘤

除了较典型的眼底表现外,超声显示肿块呈低反射,无球后水肿等。有后部巩膜炎误诊为脉络膜黑色素瘤摘除眼球的报告。

(三)脉络膜皱纹和黄斑水肿

如甲状腺相关眼病,眶肿瘤等也可出现这些体征。

七、治疗

首先应明确病因,对因治疗的同时进行眼部对症治疗。

(一)药物治疗

局部和全身应用糖皮质激素或非甾体抗炎药常可使炎症迅速减轻和控制。但对深层巩膜炎,结膜下注射糖皮质激素类药物后可造成巩膜穿孔,应视为禁忌。目前眼用制剂工艺已有很大改善,药物对眼球的穿透性较好,故完全可用滴眼药水的方法来取代结膜下注射。

局部应用糖皮质激素眼水。首次应用时,需较高浓度的激素眼水并频繁滴眼15分钟至半小时一次,共4~6次。当结膜囊内药物达到一定浓度后,改为2小时一次,1~3天如症状明显控制后,改为每天四次。为巩固疗效和防止发生糖皮质激素青光眼,用低浓度的眼药水如0.02%氟美瞳等以维持和巩固疗效。当局部用药效果不佳或巩膜炎较严重时,则应联合全身应用糖皮质激素,如泼尼松1~1.5 mg/kg,视病情变化,1~2周后开始逐渐减量。在口服糖皮质激素时,均应采用生理疗法,即在早上8点钟左右一次性口服,并且适当补钾及钙,以减少全身的不良反应。

严重病例,如坏死性巩膜炎,为单眼发病时,进展较缓慢,可每周2次加用环磷酰胺联合糖皮质激素治疗。而当坏死性巩膜炎为双眼发病,病情进展快时,在严格检测肾功能后,加大环磷酰胺的药量,每天2 mg/kg。用药期间,一定要注意血象的变化。

环孢素 A 作为一种强效免疫抑制剂,开始主要用于组织和器官移植术后的抗免疫排斥,并已用于治疗自身免疫性疾病,包括眼葡萄膜炎,视网膜血管炎等眼部疾病,近 10 年有很多应用环孢素 A 治疗巩膜炎成功的报道。其作用机制为选择性作用于 CD4 细胞、抑制抗原诱导下的 T 细胞激活过程,因此能中断 T 细胞的早期激活反应,而对已激活的 T 杀伤性细胞影响较小,且无骨髓毒性。眼科应用,有 1% 环孢素眼水,2% 眼膏,严重患者可口服环孢素胶囊 $2\sim$ $3\ mg/(kg\cdot d)$,还有报道糖皮质激素联合环孢素 A 治疗重度巩膜炎比联合环磷酰胺疗效好,不良反应少。

(二)手术治疗

手术治疗只适用于坏死穿孔性巩膜炎时,切除坏死组织行同种异体巩膜修补术,术后还需行全身和局部的药物治疗。

第三节　巩膜葡萄肿

一、病因

各种原因致巩膜变薄,在眼压作用下变薄的巩膜连同深层葡萄膜组织向外扩张膨出,透过巩膜呈现葡萄膜的颜色,称为巩膜葡萄肿。根据发生部位分为前部、赤道部、后葡萄肿。根据发生的范围分为部分性、全巩膜葡萄肿。

二、临床表现

(1)前巩膜葡萄肿膨出位于睫状体区或者角巩膜缘与睫状体区之间。常见于继发性青光眼、巩膜炎、眼内肿瘤或外伤之后。

(2)赤道部巩膜葡萄肿发生在涡状静脉穿出巩膜处,呈深紫色或暗黑色局限性隆起。常见于巩膜炎或者绝对期青光眼。

(3)后部巩膜葡萄肿位于眼底后极部及视盘周围。多见于高度近视眼,偶见于先天性疾病。后部巩膜葡萄肿可伴随脉络膜萎缩及脉络膜新生血管形成。

三、治疗

(1)应针对原发病治疗。

(2)控制眼压,以缓解葡萄肿的发展和扩大。

(3)若患眼视功能已经丧失,可考虑眼球摘除,植入义眼台。

第七章

葡萄膜疾病

第一节 葡萄膜退行性改变

一、虹膜角膜内皮综合征

Harm(1903)首先描述一种涉及虹膜萎缩和青光眼的疾病,称为原发性进行性虹膜萎缩。以后 Chandler(1956)报道一种虹膜萎缩伴有角膜营养不良,临床表现有角膜水肿和青光眼称为 Chandler 综合征。Cogan-Reese(1969)又报道单眼青光眼患者虹膜上有很多结节样虹膜痣,认为与 Chandler 综合征很相似。Schield(1979)认为以上 3 种类型是同一性质疾病。因为有的病例开始是 Chandler 综合征,以后发生虹膜萎缩孔,并发现原发性进行性虹膜萎缩也可有虹膜结节。Yanoff(1979)明确提出将三者总称为虹膜角膜内皮综合征(iridocorneal endothe lial syndrome,ICE)。

(一)病因和发病机制

1.炎症或血管学说

现已证明本病虹膜血管有不同程度闭塞,但其改变的原因不明,可能是先天性,也可能是由某种因素所致。

2.Campbell 膜学说

Campbell(1978)根据临床观察和组织病理提出原发性虹膜萎缩是由角膜内皮细胞异常开始的,产生一层由单层内皮细胞和后弹力膜样组织的膜。这种膜伸展越过前房角到虹膜表面。由于膜的牵引可引起虹膜周边前粘连和瞳孔向粘连处移位变形,以及引起虹膜萎缩、虹膜孔形成。另外可能继发于虹膜缺血而引起溶解性孔。由于膜影响角膜内皮功能而引起角膜水肿；由于虹膜前粘连及膜的阻塞房角而引起青光眼。

(二)临床表现

1.原发性进行性虹膜萎缩

多为单侧，好发于青年或成年女性。病变在不知不觉中进展，无自觉症状，直到数年后眼压高才被发现。开始瞳孔有偏中心改变，随着病情的进展，逐渐向周边部移位，萎缩加重，进而色素上皮松解消失，发生虹膜穿孔，形成假性多瞳症。裂孔变大或相融合而形成巨大裂孔，虹膜大部消失。严重者仅遗留实质层条索；轻者组织疏松，颜色变浅。大多数病例都有前粘连。初起时呈细小锥形，基底逐渐变大，向角膜边缘部进展。瞳孔常向虹膜前粘连处移位，有时虹膜被牵引向前，离开晶状体，这种牵引更促进虹膜孔的形成。

2.Chandler 综合征

角膜后壁有特殊的细小斑点状、滴状改变，常伴有角膜水肿，异常的内皮细胞覆盖在角膜后面、小梁网和虹膜表面。裂隙灯下呈弥漫的角膜内皮点彩样(stippling)改变或呈细小金箔样斑点。角膜内皮镜下内皮畸形、多形态，并有无内皮细胞的暗区，有轻度虹膜萎缩，仅限于虹膜实质表层弥漫萎缩，不形成孔；也可有虹膜前粘连，程度不等，从针尖大到较宽的前粘连；中等眼压升高。本病对探讨单眼青光眼原因很重要。对每个单眼青光眼患者都应详细检查角膜后壁。

3.虹膜痣(Cogan-Reese 综合征)

Cogan(1969)首先报告单眼青光眼患者虹膜上有较多的结节样突起，角膜内皮营养不良和角膜水肿，有不同程度的虹膜萎缩，有时也有虹膜前粘连，但虹膜很少穿孔有虹膜色素性小结节或弥漫性色素病变，初起时表现为少量细小淡黑色或黄色结节，以后结节逐渐变大为棕黑色或暗棕色有蒂的结节。眼压正常或稍高。

(三)诊断与鉴别诊断

1.诊断
根据临床表现。

2.鉴别诊断

(1)角膜内皮异常的鉴别疾病。①Fuchs角膜内皮营养不良症：多为双眼，角膜内皮异常，但无虹膜萎缩和虹膜前粘连。②角膜后多形性营养不良症：角膜后壁可见成串的小泡，有时在后弹力膜可见赘生物，但本病为双侧性，有家族史。

（2）虹膜萎缩的鉴别疾病。①先天性虹膜实质发育不良：自幼房角发育不良，有青光眼和虹膜异常，瞳孔括约肌色浅，多不进展。常染色体显性遗传。②Rieger综合征：有广泛的周边前粘连，瞳孔移位和虹膜孔。全身表现为先天性缺齿，上颌发育不良。有家族史。

（3）虹膜结节和色素性改变的鉴别疾病。①神经纤维瘤：虹膜常有大小不同的结节和色素沉着，为双侧性。②虹膜恶性色素瘤：病变较大并多发。

（四）治疗

主要针对角膜水肿和继发性青光眼治疗。如药物不能控制眼压，需进行手术治疗，以滤过性手术为主；对严重角膜水肿可考虑穿透性角膜移植术。

二、回旋形脉络膜萎缩

（一）病因和发病机制

回旋形脉络膜萎缩为脉络膜、视网膜进行性萎缩性疾病，有遗传性，1/3 患者有双亲血族联姻，多为常染色体隐性遗传，常伴有脑、肌肉异常改变。Kakki（1974）认为本病与高鸟氨酸血症有关。这是由于鸟氨酸酮转氨酶（orthine keto-acid transminase，OKT）的活性不足或缺乏所致。又有研究提出牛眼视网膜之鸟氨酸转化为脯氨酸主要是由于 OKT 的作用。可能导致脉络膜视网膜内脯氨酸缺乏而引起眼底改变。眼部改变是全身代谢障碍的一部分。

（二）临床表现

多见于 20～30 岁，男女均可患病，病程缓慢，常一家族中累及数人。早期有夜盲，视力逐渐减退，视野收缩，当病变累及黄斑时，视力极度低下，甚至仅剩光感。ERG 低于正常，最后消失，EOG 异常。眼底表现颇为特殊：开始在赤道部有萎缩，常呈不规则圆形、多角形、扇贝形和各种奇形改变，在病变之间眼底正常。病变区的脉络膜毛细血管和色素上皮完全消失，可见脉络膜大血管和视网膜色素紊乱。随着病程进展，萎缩区由周边向后极扩展，常形成一环形带，因而出现环形暗点，极周边的眼底正常。随后萎缩区又进一步向视盘及周边部扩大，仅黄斑因有致密的脉络膜毛细血管丛得以长时间保持正常，但最后也发生萎缩，全眼底呈黄白色，散布有小色素斑，周边部更致密，有时呈天鹅绒样棕色色素增生，视网膜血管变细，视盘色变浅，常伴有白内障。

（三）治疗

随着本病的生物化学的研究，对以往认为无法治疗的本病提出下列治疗方案。

1.增加剩余酶的活力

应用高水平的辅助因子。这种物质在酶的降解方面是一种辅助因子也是对OKT 的辅助因子,是食物维生素 B_6 的活动型。因此提出以维生素 B_6 治疗以增加残余酶的活力,可以减少血内鸟氨酸,每天维生素 B_6 300～700 mg,1 周内血浆鸟氨酸水平下降 45%～50%。

2.限制鸟氨酸的先驱物

主要限制精氨酸,因为精氨酸是来自蛋白因而应采取低蛋白饮食。但这种方法也不是没有危险的。

3.调整缺乏的物质。

血浆内鸟氨酸升高,血浆中赖氨酸、谷氨酸和肌酸要减少,因此需要补充肌酸、赖氨酸。OKT 活性下降,视网膜脉络膜内脯氨酸缺乏,更应补给脯氨酸,每天服用 2～3 g。也可用赖氨酸每天 2.5～5 g,以降低血浆内的鸟氨酸。

第二节　感染性葡萄膜炎

葡萄膜炎有各种原因,很多病原体可引起葡萄膜炎,现将常见者介绍如下。

一、眼内炎

眼内炎是严重眼病。仅前节感染称为化脓性虹膜睫状体炎。炎症波及视网膜、脉络膜和玻璃体者称为眼内炎,如不及时治疗可发展为全眼球炎,表现眼剧痛难忍,眼睑、结膜高度水肿充血,眼球突出,运动受限,视力完全丧失。因此,积极治疗眼内炎是抢救眼失明的关键。

(一)病因和发病机制

1.外因性眼内炎

外因性眼内炎是病原体由外界直接进入眼内,如眼球穿通伤、内眼手术及角膜溃疡穿孔等。手术后感染多由于使用污染的敷料、药液和手术的植入物如人工晶状体、视网膜脱离手术时的环扎物等。伤口愈合不良、眼组织嵌顿更有危险性。手术晚期感染多由于抗青光眼手术渗漏泡感染引起。外因性眼内炎以细菌感染为多见,如革兰阳性菌,依次为白色葡萄球菌、金黄色葡萄球菌、链球菌;革兰阴性杆菌如铜绿假单胞菌较为常见。外因性真菌性眼内炎比细菌性为少见，多由念珠菌感染。

2.内因性眼内炎

病原体是通过血流进入眼内或称转移性眼炎。病菌来自眼外感染病灶或败血症，从视网膜血管经内界膜进入玻璃体；致病因子也可来自睫状体平坦部血管，先引起晶状体后间隙和前玻璃体混浊。内因性感染与某些特殊因素有关，如血液透析、静脉补充营养、或曾用过免疫抑制剂等，年老体弱以及重病患者更易患病。真菌性内因性眼内炎比细菌性多见。病原体以白色念珠菌为多见，其次是曲霉菌。细菌性内因性眼内炎较为少见，可能是由于对细菌性感染容易及时控制，不致累及眼球，按常见的细菌是金黄色葡萄球菌、链球菌、肺炎双球菌等。

(二)临床表现

1.细菌性外因性眼内炎

发病急，多在伤后 24～48 小时患眼突然疼痛，视力减退，刺激症状加强，结膜充血，分泌物增多，角膜水肿混浊，前房絮状渗出，迅速前房积脓，光感不确，不及时治疗可发展为全眼球炎。

2.真菌性外因性眼内炎

潜伏期比细菌性为长，一般为数周，病程进展缓慢，早期症状轻，前玻璃体有局限性绒毛状渗出，严重者前房积脓；玻璃体混浊加重有灰白色絮状渗出，一般视网膜受累较晚，视力可保持较长时间。

3.真菌性内因性眼内炎

发病隐匿，进展缓慢。白色念珠菌败血症所致的眼内炎往往在全身症状出现后 5～12 周发生眼病。视力逐渐减退，无明显疼痛，早期表现为轻度虹膜睫状炎，多为双眼，很少有前房积脓，玻璃体常有灰白色混浊，眼底有白色局限性或散在絮状渗出物。最后发生前房积脓，严重者角膜浸润穿孔，眼球被破坏。

4.细菌性内因性眼内炎

一般细菌性眼内炎没有全身症状，一旦出现症状说明是一种毒力较强的内源性细菌感染。疾病往往开始于眼底后极部，影响视力，表现为视网膜炎症，视网膜静脉周围有白色渗出，视网膜静脉伴白鞘，也可见视网膜浅层出血视盘水肿以及玻璃体混浊，也可发生前葡萄膜炎。

(三)诊断与鉴别诊断

1.诊断

可根据以下几点。

(1)根据病史:如眼球穿通伤、内眼手术和全身病史及是否存在感染病灶。

(2)临床表现:外因性症状重,多为细菌性。有以下情况应怀疑真菌性感染:①手术或外伤后有迟发的眼内炎症。②外眼炎症相对安静,而眼内炎症明显者。③前房或玻璃体有局限性炎症渗出团。

(3)微生物检查:除早期进行结膜囊分泌物涂片及细菌培养外,要及时采取前房液或玻璃体液检查,后者较前者阳性率高。

2.鉴别诊断

(1)外伤或手术后无菌性炎症:多发生于外伤或手术后 5～10 天,症状轻,很少有角膜水肿,很快好转。

(2)晶状体过敏性眼内炎:也可发生前房积脓,多见于过熟性白内障或白内障囊外摘除术后。

(3)眼内异物引起的眼内炎:如木质和铜质眼内异物,特别钝铜可引起无菌性化脓性炎症。

(四)治疗

最理想的治疗是针对已明确的病原体,但早期只能根据临床表现和涂片检查的初步结果立刻进行广谱抗生素治疗。

1.全身和局部应用广谱抗生素

眼内炎主要是抗病菌治疗。病原体未确定以前应立刻采用强有力的眼内通透性强的广谱抗菌剂。以静脉注射效果好,细菌性眼内炎多用第三代头孢霉素、新青霉素和庆大霉素,对球菌和杆菌都有效。真菌性眼内炎特别有效药物不多,过去认为两性霉素与氟胞霉素联合使用较为有效,但前者全身应用毒性大,眼内通透性不佳,必须慎用。目前认为氟康唑是真菌性眼内炎的首选药物,眼内通透性强,不良反应低。先静脉点滴以后改为口服。

2.皮质激素

非真菌性感染在充分、强有力的抗生素治疗 12～24 小时后可行球后注射,地塞米松 2.5～5 mg;全身用泼尼松 30～60 mg 7～10 天,以后在短期(10 天左右)内迅速减量至停药;全身激素停用后局部继续使用,球后注射每天或隔天一次,根据病情停用。

3.玻璃体内药物注射

在采用眼内液检查的同时,向前房内或玻璃体内注射抗生素。一般全量不超过0.3 mL,并可同时注入地塞米松 0.35 mg。最后根据眼液培养和药敏试验结果进行更有效的治疗。

4.玻璃体切割术

经各种治疗后病情继续恶化者,则应考虑玻璃体切割术。以清除玻璃体内大量微生物,并可抽取玻璃体液进行病原体检查和药敏试验,同时向玻璃体内注入药物,在以下情况下可考虑此种手术:①眼内炎合并前房积脓、结膜水肿,大量抗生素治疗6～12小时后病情仍继续恶化者。②超声波检查确定玻璃体内存在脓肿者。③炎症仅限于眼内,玻璃体混浊视力下降严重者。④怀疑为真菌性眼内炎经药物治疗无效者。

二、结核性葡萄膜炎

自从多种抗结核药物问世以来,结核性葡萄膜炎虽然有所减少,但结核在内因性葡萄膜炎中仍占重要位置。

(一)病因和发病机制

结核杆菌不仅直接侵犯葡萄膜组织,并可由于机体对结核杆菌的超敏反应而发生肉芽肿性炎症。其发病决定于宿主对细菌的抵抗力和免疫力与过敏之间的平衡,即疾病程度与细菌量、毒力、过敏程度成正比,而与机体的抵抗力成反比。

(二)临床表现

1.结核性前葡萄膜炎

有各种类型表现。

(1)粟粒型结核:慢性粟粒型结核常发生于菌力弱,免疫力强的患者。发病缓慢,虹膜有结节1～3 mm,为圆形灰黄色;急性粟粒型结核是由菌血症引起,常伴有严重全身症状,刺激症状强,预后不佳。

(2)团球型结核:病变进展缓慢,最初在虹膜或睫状体有灰黄色结节,逐渐增大相融合形成较大的肉芽肿性病变。有时有浆液性纤维素性渗出、出血和干酪样前房积脓。前房角受累时可引起继发性青光眼。

(3)弥漫性过敏性前葡萄膜炎:较为多见,急性者好发于青年人,发病快,有羊脂样 KP 和虹膜 Koeppe 结节,易形成虹膜后粘连,也可表现为非肉芽肿性前葡萄膜炎;慢性炎症多发生于中年人,有较多大小不等的羊脂样 KP,进展缓慢,预后不佳。

2.结核性脉络膜炎

(1)急性粟粒型结核:多发生于急性粟粒型结核患者,更多见于结核性脑膜炎患者,为双眼。眼底可见圆形大小不等的黄白色斑,1/6～1/2 PD,边界不清,多位于后极部。颅压高者可发生视盘水肿。

(2)慢性粟粒型结核:患者多为青壮年。眼底表现为播散性脉络膜结核结节。新鲜病灶为圆形或椭圆形黄白色或黄色渗出斑,为 1/3～1/2 PD 同时也可见边界较清楚有色素沉着的萎缩斑。

(3)团球状结核:为大的坏死性肉芽肿性病变,其附近有渗出和出血,并可发生视网膜脱离。最后形成大片脉络膜视网膜萎缩斑;严重者引起全眼球炎或穿破巩膜而成眼球萎缩。

(4)弥漫性过敏性葡萄膜炎:为非特异性炎症,青年患者多为急性成形性炎症;老年人多为慢性复发性炎症。眼底有黄白色病灶,视网膜血管伴白线,玻璃体混浊,常伴发前葡萄膜炎。

(三)诊断与鉴别诊断

1.诊断

(1)详细询问结核病史和结核接触史。

(2)临床表现:前、后节有肉芽肿性病变。

(3)检查结核病灶:胸部 X 光透视、OT 或 PPD 试验、血沉等。

(4)诊断性治疗:对可疑患者进行抗结核治疗 2 周,病情改进者,结核性的可能性大。

2.鉴别诊断

(1)前节结核性炎症:应除外结节病、梅毒等其他肉芽肿性葡萄膜炎。

(2)脉络膜团球结核应与肿瘤鉴别,前者反应强,有出血和渗出。

(四)治疗

1.局部治疗

滴用链霉素(0.5%)或利福平(0.1%)。结膜下注射前者 50 mg,后者 1～5 mg。其他同一般葡萄膜炎。

眼治疗方案:为避免耐药性,一般需要 2 种或 3 种药物联合使用。如果确诊为感染性如粟粒性或团球性结核则应采用异烟肼+链霉素+PAS-Na(或乙胺丁醇或利福平),病情好转可联合用两种药物;过敏性者用异烟肼和/或利福平治疗;对可疑性结核者可单独使用异烟肼。对感染性者应持续用药至少 1 年以防止细菌再反复。对炎症反应特别强者在强抗结核治疗下可考虑应用皮质激素以防止眼组织严重被破坏。一般每早 7～8 时用 40～60 mg。这也仅为抢救将要丧失视力者。而且也要考虑全身情况权衡利弊慎用。

2.全身治疗

抗结核药物主要有以下几种。

(1)异烟肼(雷米封):每片 100 mg 每天 3 次或每早 300 mg 顿服。并服维生素 B_6 每天25 mg。异烟肼主要不良反应有末梢神经炎,严重者影响肝肾功能。

(2)乙胺丁醇:每片 0.25 g,开始时 25 mg/kg 分 2～3 次服。8 周后减为每天 15 mg/kg。主要不良反应有视神经炎,严重者影响肝肾功能。

(3)链霉素:每天 0.75～1.0 g 分 2 次肌内注射或每周给药 2 或 3 次。主要不良反应是听神经损害。

(4)对氨基水杨酸钠(PAS-Na):配合异烟肼、链霉素以增强疗效。每片 0.5 g,每次 2～3 g,每天 3 次。有胃肠道和过敏不良反应。

三、麻风性葡萄膜炎

麻风病是嗜酸性麻风分枝杆菌感染的慢性病。可侵犯神经和皮肤,引起广泛的临床表现。主要有三型即瘤型、结核型和中间型。瘤型者多侵犯眼部。据统计 20%～50%患者有眼病,除眼睑、角膜病外还可引起葡萄膜炎。

(一)病因和发病机制

1.感染因素

感染因素是由于麻风杆菌血行扩散,直接侵袭眼组织或支配眼及其附属器的神经。

2.免疫因素

由于机体对麻风杆菌的超敏反应,引起各类型改变。细胞免疫功能低下者容易引起瘤型麻风,眼病多见于此型。

(二)临床表现

1.慢性结节型(瘤型)虹膜睫状体炎

慢性结节型(瘤型)虹膜睫状体炎为最多见的类型,多发生于疾病的晚期,双眼缓慢发病。有白色细小 KP,也可见羊脂 KP。典型表现是虹膜有珍珠样白色麻风珠,这种散在发亮的细小白色小结节,多为感染病灶,开始少量,最后散布在全虹膜表面;也可融合形成较大的麻风瘤,其中含有白细胞和活的麻风杆菌。数月后结节消失或遗留小萎缩斑;麻风瘤也可发生在虹膜组织深层,表现为细密的奶油黄色病变,逐渐变大可突出于虹膜表面,也可进入前房。愈后遗留局限性虹膜萎缩斑。严重者炎症蔓延到全葡萄膜,最后眼球萎缩。

2.急性弥漫性成形性虹膜睫状体炎

此型少见,与一般非特异性前葡萄膜炎相似,可能是对病原体的迟发型免疫反应。

3.孤立的麻风瘤

较少见。可能是麻风瘤的扩展。往往由睫状体开始,出现在前房角,常伴有角膜实质炎,逐渐蔓延到虹膜、脉络膜和巩膜,最后眼球被破坏。

4.周边部麻风性脉络膜炎

单眼或双眼发病,表现为孤立的蜡样高反光性病变,很像瘢痕样改变,周围伴有色素;并伴有视网膜血管炎。

5.播散性脉络膜炎

更少见,为非特异性渗出性炎症,有较大病灶,见于麻风病晚期。

(三)诊断与鉴别诊断

(1)根据全身临床表现和皮肤活检。

(2)鉴别诊断:粟粒性结核和梅毒性病变。

(四)治疗

1.局部治疗

同结核性前葡萄膜炎。

2.全身治疗

主要针对病因。全身药物有氨苯砜、苯丙砜以及利福平等。最常用者为氨苯砜第 1 周12.5 mg每天2 次,渐增至 50 mg 每天 2 次。本药毒性较大有蓄积作用,应连服 6 天停 1 天,连续 3 个月停 2 周为一个疗程。此外还可用利福平每天600 mg 分服。眼病用药要根据情况。如果全身病已治愈,虹膜没有麻风结节,轻的虹膜睫状体炎也可只用一般的治疗方法。

四、梅毒性葡萄膜炎

梅毒性葡萄膜炎国内极为少见,但目前仍应给予重视。

(一)病因和发病机制

1.获得性梅毒

获得性梅毒是由梅毒螺旋体经性接触传染的。螺旋体自皮肤、黏膜侵入人体,局部繁殖发病,经血液向全身播散引起各器官疾病。眼部主要侵犯角膜、葡萄膜和视神经。

2.先天性梅毒

先天性梅毒是由孕妇感染梅毒通过脐带或血流侵及胎儿或分娩时由产道感染。葡萄膜炎是由梅毒病原体直接感染或由免疫因素引起。

(二)临床表现

梅毒的全身表现后天和先天各期不同。获得性梅毒的一期为感染后 2～4 周出现下疳,多发生于其生殖器先有丘疹,后形成硬结;二期为感染后 7～10 周,全身淋巴结肿大,由于菌血症而引起皮肤、黏膜、眼、鼻等损害。先天梅毒多为早产,出生后 3 周才出现皮肤、黏膜改变,淋巴结和肝、脾大。晚期梅毒多在 5～8 岁出现眼、牙、骨骼、皮肤、神经症状。

1.获得性梅毒性葡萄膜炎

(1)虹膜蔷薇疹:是眼梅毒的最早表现,发生于二期梅毒早期,是虹膜表面血管襻充血,出现快,持续数天消失。并有复发性蔷薇疹,常伴有渗出和虹膜后粘连。

(2)梅毒性虹膜睫状体炎:有各种类型。①梅毒二期虹膜睫状体炎:为急性,有皮疹。②梅毒三期虹膜睫状体炎:发生于下疳后 10 余年,易再发,预后不佳。③Jarish-Herxheimer 反应:发生于抗梅毒治疗注射后 24～48 小时,为急性炎症,是由于治疗中大量螺旋体死亡,产生内毒素所致。④复发性虹膜睫状体炎:是由于治疗不当,在停止治疗 4～6 个月后发生,常伴有黏膜、皮肤反应。严重者可引起失明。

(3)梅毒性脉络膜视网膜炎:有各种类型。有弥漫性是发生于感染后早期,眼底广泛发灰经治疗可消失或遗留斑点状浅层萎缩,播散性者为最多见。发生于晚二期梅毒,玻璃体混浊,灰黄色病灶数个或多个;陈旧病变有色素增生,有时形成骨小体样色素性病变,如同视网膜色素变性样改变。

(4)梅毒瘤:梅毒结节性浸润相融合形成肉芽肿性肿块。一种是丘疹为多发病变位于虹膜呈黄色,数天或数周消失;另一种为梅毒树胶肿为棕黄色,发生于三期梅毒,最后坏死,发生严重的虹膜睫状体炎。

2.先天性梅毒性葡萄膜炎

(1)急性虹膜睫状体炎:发生于胎内或生后半年以内,为急性纤维素性炎症,常发生虹膜后粘连等各种严重并发症。

(2)脉络膜视网膜炎:较多见,常发生于出生前,全眼底色素紊乱,呈椒盐样改变,常伴有视神经萎缩。

(三)诊断与鉴别诊断

1.诊断

根据临床表现,冶游史和父母亲性病史;病灶、房水、玻璃体取材检查螺旋体;血清学检查有助诊断。国际通用法有 VDRL 和 RPR 试验。

2.鉴别诊断

(1)其他原因前葡萄膜炎:如风湿性炎症。

(2)其他肉芽肿性炎症:如结核、结节病等。

(3)眼底色素性改变:应与视网膜色素变性等区别。

(四)治疗

1.局部治疗

同一般葡萄膜炎。

2.全身抗梅毒治疗

一般用青霉素每天静脉点滴 1 200～2 400 万 U,至少 10 天,以后改用苄星青霉素 240 万 U,每周一次肌内注射,连续 3 周。先天性梅毒肌内注射苄星青霉素 5 万 U/kg 每天一次或青霉素 G 每天2.5 万 U/kg,连续 10 天。

五、钩端螺旋体病性葡萄膜炎

钩端螺旋体病是一种流行性急性传染病。我国南方较为多见,可引起葡萄膜炎。

(一)病因和发病机制

病原体为一种黄疸出血性钩端螺旋体。葡萄膜炎的发病可能是由于血行病原体的感染,也可能是对病原体的超敏反应或由于毒素作用。

(二)临床表现

1.全身表现

主要症状为发热、肌肉疼痛,严重者有出血倾向、黄疸、肝肾衰竭;轻者仅为感冒症状,诊断困难。

2.眼部表现

眼部发病在全身急性症状出现的末期,更多见于全身症状消退后数周,多双眼,前后节发病,有不同类型。

(1)轻型前葡萄膜炎:此型多见。发病急,有轻度睫状充血,细小 KP 和前房浮游物,虹膜轻度充血及轻度后粘连,治疗效果良好。

（2）重度全葡萄膜炎：有急慢两种类型：急性者：大量细小 KP，前房大量纤维素性渗出，并可出现前房积脓，玻璃体混浊，视盘模糊不清，黄斑部水肿，周边视网膜血管旁有渗出。慢性者起病缓慢，有羊脂 KP，致密的虹膜后粘连和膜状玻璃体混浊，眼底看不清，发生脉络膜视网膜炎，黄斑部水肿，视网膜有渗出和出血，周边血管伴白线，常迁延不愈。

（3）后部葡萄膜炎：前节正常，后玻璃体混浊，视网膜水肿，有圆形不规则灰白色或灰黄色局限性渗出，视盘水肿。一般 1～3 个月恢复。

（三）诊断与鉴别诊断

1.诊断

注意全身病史。血清试验有补体结合试验和凝集试验，阳性率可持续数月至数年。并可从血、尿分离出病原体。

2.鉴别诊断

血清检查与 Lyme 病和梅毒鉴别。

（四）治疗

早期用大量青霉素治疗，病情严重者在抗病原体治疗后可考虑加用皮质激素治疗，以免眼组织遭受严重破坏。

六、Lyme 病性葡萄膜炎

本病是一种由蜱为媒介的螺旋体传染的多系统疾病。常侵犯皮肤、关节、神经、心脏以及眼组织，也可引起葡萄膜炎。因本病最初发现于美国的 Lyme 城，因而称 Lyme 病。

（一）病因和发病机制

本病是由蜱传染，蜱寄生于各种动物如鼠类、鸟类、家禽、猫、犬及牛、马、鹿等。螺旋体在蜱的中肠发育，人被蜱咬后可患病。1982 年 Burgdorferi 证明一种疏螺旋体是本病的病原体称为包柔螺旋体。

（二）临床表现

1.全身表现

全身表现分为三期。

（1）一期（感染期）：早期有感冒症状。被蜱咬的皮肤形成红斑，逐渐变大，形成中心色浅，边缘略隆起环形红斑，可达 3～15 cm，称为游走性红斑（erythema migrans，EM），可持续 3～4 周。

（2）二期（扩散期）：发生于感染症状后数天～数周，甚至数月，表示病原体扩散到全身。早期的 EM 消失又出现较小的慢性游走性红斑。可发生脑膜炎、末梢神经炎、脑神经麻痹，最多见者是面神经麻痹，也可出现心律不齐、心悸、心动过速或过缓以及心包炎、心肌炎等。

（3）三期（晚期）：发生于感染后数月～数年。主要改变是关节炎，是以膝关节为主的大关节，也可发现慢性或复发性单关节或小关节炎。其次皮肤表现为慢性萎缩性肢皮炎（acrodermatitis chronica atrophicans，ACA）。在四肢出现弥漫性红色浸润，最后吸收，遗留皮肤和皮下组织萎缩，皮肤变薄如纸，呈紫色萎缩斑。三期仍有神经、精神疾病，如多发硬化症样改变、脑脊髓炎、癫痫等以及记忆力减退、痴呆等症状。

2.眼部表现

各期表现不同。

（1）一期：滤泡性或出血性结膜炎最多见。

（2）二期：主要是葡萄膜炎，有各种类型。

前葡萄膜炎：为急性或肉芽肿性炎症。Winward（1980）报告 6 例眼 Lyme 病，其中 5 例为双眼肉芽肿性前葡萄膜炎，有羊脂样 KP 和虹膜结节。

非典型中间葡萄膜炎：玻璃体有雪球样混浊，并有一例平坦部有雪堤样渗出，但有虹膜后粘连与典型中间葡萄膜炎不同。

弥漫性脉络膜视网膜炎：有的病例伴有视网膜脱离，激素治疗无效，Borrlia Burgdorferi（BB）抗体高，经用头孢霉素治疗，抗体下降，视网膜脱离消失；眼底可发生视网膜血管炎、视网膜出血。眼内炎严重者可发展为全眼球炎。也可发生视神经炎、视盘炎、视神经视网膜炎、视神经萎缩以及缺血性视盘病变等。

（3）三期：主要发生双眼基质性角膜炎，为多发病灶位于实质层不同水平，每片混浊边缘不整齐；有细小 KP，但前房炎症不明显。也可发生角膜实质层水肿和新生血管。角膜改变可能是机体对病原体的一种迟发变态反应。也可发生巩膜炎。

（三）诊断与鉴别诊断

1.诊断

根据流行病史和临床表现如蜱咬、皮肤红斑等；做 BB 抗体的检测；并全面检查除外其他原因的葡萄膜炎。以及试验性抗生素治疗等。

2.鉴别诊断

（1）非肉芽肿性前葡萄膜炎：特别是伴有关节炎者，应根据化验检查区别。

（2）肉芽肿性葡萄膜炎：如结核、结节病以及中间葡萄膜炎应当给予鉴别。

（3）表现弥漫性脉络膜视网膜炎者应当与 VKH 区别。前者对皮质激素治疗无效，后者有效。原田氏病早期眼底出现散在的小"视网膜脱离斑"。

（四）治疗

有全身病或葡萄膜炎者应当用大量青霉素静脉点滴 1 000 万单位每天 2 次。最好用第三代头孢霉素如头孢曲松或头孢噻肟等，每次 1.0 g，每天 2 次静脉点滴，2 周为一个疗程。全身不要用激素，前节炎症可局部点眼并加用抗生素。

七、疱疹病毒性葡萄膜炎

多种病毒可引起葡萄膜炎，以疱疹性葡萄膜炎为多见，主要有两类。

（一）单纯疱疹性葡萄膜炎

1. 病因和发病机制

本病多由疱疹病毒（HSV）I 型引起，多表现为前葡萄膜炎，是病毒对虹膜和睫状体的直接感染，可从患者房水内分离出病毒，但有些病例未发现病毒，可能是机体对病毒的超敏反应。

2. 临床表现

有各种类型，角膜与虹膜同时受累者多见。

（1）疱疹性角膜-虹膜睫状体：轻重不同。轻者为一过性炎症反应，多发生于树枝状角膜炎，前房少许浮游物，易被忽视。炎症随角膜病的好转而消失。重者多发生于慢性疱疹性角膜溃疡或盘状角膜炎。KP 多位于盘状角膜病变的后壁。容易引起虹膜后粘连和继发性青光眼。炎症持续时间较长，愈后易复发。

（2）疱疹性虹膜睫状体炎：可能是由于葡萄膜本身的病毒感染。常表现为出血性前葡萄膜炎，伴有轻微角膜病变或仅有后弹力膜炎，也有虹膜炎先于角膜炎者。发病急，眼剧痛，房水闪光阳性和前房积血；往往有羊脂样 KP 和虹膜结节，易形成虹膜后粘连。常发生虹膜实质萎缩，遗留白斑。

（3）疱疹性视网膜脉络膜炎：较少见，多发生于新生儿，是由疱疹病毒 II 型引起。患儿母亲患有疱疹性子宫颈炎，出生时经产道感染，开始有皮肤改变，很快血液播散，引起脉络膜视网膜水肿和黄白色小病灶，多位于后极部，愈后病变消失或遗留少许萎缩瘢痕。

（二）带状疱疹性葡萄膜炎

1. 病因和发病机制

本病为水痘-带状疱疹病毒侵犯三叉神经眼支所致，是由病毒直接感染，并有免疫因素,由于免疫复合物沉着于虹膜血管壁,引起闭塞性血管炎,使组织缺血,形成局限性虹膜萎缩。本病多发生于免疫功能低下者如年老体弱以及艾滋病患者。

2.临床表现

眼带状疱疹常伴有角膜炎表现为点状上皮性角膜炎或小水泡融合形成伪树枝状角膜炎。当角膜炎时常有一过性虹膜炎。严重性前葡萄膜炎有两种类型。

(1)弥漫性渗出性虹膜睫状体炎 发病隐匿易发生虹膜后粘连。偶有前房积脓或有血液,可发生顽固性青光眼,愈后遗留虹膜萎缩斑。

(2)局限性炎症虹膜出现疱疹,往往伴有前房积血,多有色素性大 KP,眼剧痛,数月始愈,遗留虹膜萎缩性白斑。

(3)脉络膜视网膜炎很少见,表现为多发性脉络膜炎,可伴有视网膜血管炎、血管周围炎,并可发生视神经炎、视神经萎缩以及视网膜脱离。本病可见于白血病、化疗和艾滋病患者。

3.诊断与鉴别诊断

诊断根据病史和临床表现。

鉴别诊断:伴有糖尿病的前葡萄膜炎也常伴有前房积血。其他原因的前葡萄膜炎无角膜病变。

4.治疗

(1)一般按疱疹性角膜炎和葡萄膜炎治疗。

(2)如果合并深层角膜炎可用低浓度的皮质激素点眼剂,同时用抗病毒药物。

(3)病情严重者可口服阿昔洛韦 200～400 mg,每天 5 次,其主要不良反应是影响肾功能。

八、桐泽型葡萄膜炎(急性视网膜坏死)

本病是浦山 1971 年首先报告的。为严重葡萄膜炎伴有视网膜血管炎和视网膜坏死,最后视网膜脱离称为桐泽型葡萄膜炎,以后又称急性视网膜坏死(acute retinal necrosis,ARN)。

(一)病因和发病机制

本病与疱疹病毒感染有关,开始发现眼内有疱疹 DNA 病毒或疱疹病毒颗粒,现已由眼组织培养出疱疹病毒Ⅰ型或水痘-带状疱疹病毒,继而由于发生免疫复合物性病变引起视网膜血管炎而使病情恶化,导致一系列临床改变。

(二)临床表现

1.急性期(早期)

(1)前节炎症:突然发病,视力减退,先出现前节炎症,中等睫状充血,多为细小 KP,少数病例有羊脂样 KP,前房大量浮游物,瞳孔缘有时出现灰白色结节。

(2)后节炎症:玻璃体有较多尘埃样混浊。眼底首先出现视网膜血管炎,动脉变细伴白鞘,严重者仅见动脉主干,小分支闭塞消失,特别是周边部,或动脉壁散在黄白色浸润点,呈节段状;视网膜静脉扩张。继而眼底周边部出现散在的灰白色或白色混浊,很快融合成大片灰白色渗出。这种灰白色病变有时先出现在中周部。1~2周后周边部浓厚混浊从周边部呈伪足样向后极进展,严重者全周边部受侵犯,在视网膜炎的高峰期有时可出现暂时性渗出性视网膜脱离。本病可发生视盘炎或后极部有边界较清楚的视神经视网膜炎呈弓形与中心旁神经纤维束走行一致。由于视神经病变或动脉栓塞,视力可突然下降。

2.缓解期

发病 20~30 天后自觉症状好转,前节炎症减轻,视网膜血管浸润逐渐消退,往往遗留变细的动脉;视网膜灰白病变逐渐吸收,视盘色变浅。但玻璃体混浊加重。

3.晚期

发病 1.5~3 个月后眼底周边部视网膜萎缩变薄,在其边缘部常发生多发裂孔,突然视网膜脱离,甚至全脱离,视力完全丧失。

(三)诊断与鉴别诊断

1.诊断

根据临床表现,发病急,周边部大片灰白色渗出;动脉壁有黄白色浸润,动脉变细闭塞,玻璃体高度混浊,晚期视网膜脱离。并应注意疱疹病毒感染史。也可查房水的 HSV 和 HZV 抗体。

2.鉴别诊断

(1)Behcet 病:也可发生闭塞性视网膜血管炎,但不易发生视网膜脱离,并有特殊全身改变。

(2)局限性中间葡萄膜炎:周边部可发生灰白色大片雪堤状渗出,但无高度玻璃体混浊。

(四)治疗

1.药物治疗

(1)抗病毒治疗:主要用阿昔洛韦静脉注射 7.5~10 mg/kg 每天 3 次,或每

8 小时 5～10 mg/kg 静脉点滴 1～2 周,活动病变控制后改为口服 200～400 mg 每天 5 次持续用药 4～6 周。球旁注射阿糖胞苷(0.2%),每次 0.3～0.5 mL,并可肌内注射聚肌胞隔天一次。

(2)抗凝治疗:肠溶阿司匹林 40 mg 或 125 mg,每天 1～2 次。

(3)皮质激素:早用无益,最好在抗病毒治疗后视网膜炎开始消退时,眼周围注射或每早口服泼尼松 30～40 mg,以减轻玻璃体炎症反应。

2.手术治疗

(1)激光治疗:为预防视网膜脱离,最好在坏死炎症开始吸收玻璃体混浊有所减轻时,从后极部到坏死区做 360°光凝。

(2)玻璃体切割术:严重玻璃体混浊,视网膜玻璃体有牵引者应考虑此手术。又有人提出在视网膜光凝或玻璃体切除的同时向眼内注入阿昔洛韦 10～40 μg/mL。

(3)视网膜脱离手术:对已发生视网膜脱离者,一般做巩膜环扎术或同时做玻璃体切割,有人强调用玻璃体切除和气体交换术加光凝,不做巩膜缩短术也较有效。

九、弓形虫病性葡萄膜炎

(一)病因和发病机制

弓形虫病是由弓形原虫感染所致。弓形虫病是一种人畜共患的寄生虫病,猫科动物是重要的终宿主和传染源,传染径路是从动物到人,经口、呼吸道和皮肤或通过胎盘罹病。我国人群血清检查阳性率为 4%～30%,多为隐性感染。眼及神经组织易受侵犯。为视网膜脉络膜炎多见的病因。国外发病率高,占肉芽肿性葡萄膜炎的 16%～27%。我国也有典型病例报告。成年人弓形虫病性葡萄膜炎多是先天感染,生后发病。发病年龄为 11～40 岁。再发有多种机制,如寄生在视网膜内原虫包囊破裂增殖;对包囊内容物或组织破坏物的蛋白过敏或带病原体的细胞进入附近眼组织等。

(二)临床表现

1.先天性弓形虫病

先天性弓形虫病是由胎内感染,如果发生在妊娠早期,胎儿容易死亡或流产;发生在妊娠晚期可发生全身性疾病如新生儿黄疸、肝脾大、肺炎及贫血等。更常侵犯中枢神经系统出现各种神经症如脑水肿、脑钙化等。80%～90%病例伴有眼部病变视网膜脉络膜炎。也可能只有眼底病变,或出生后眼底正常,数年后发生改变。

眼底表现为局限性肉芽肿性坏死性视网膜脉络膜炎。多位于黄斑区或视盘附近或沿大血管分布,病灶大小不同为 1~5 PD,活动病灶呈青白色或灰黄色,伴有视网膜水肿和出血。再发病灶常在陈旧病灶附近,形成所谓卫星状病灶。玻璃体有点状灰白色混浊,病灶附近更致密。常有视网膜血管炎或节段性视网膜动脉周围炎和前葡萄膜炎,反应严重者可发生羊脂样 KP,虹膜后粘连。但只有虹膜炎没有后节病变者不宜诊为弓形虫病性葡萄膜炎。

2.后天弓形虫病

后天感染是由于摄取猫粪内的卵囊或含有寄生虫未煮熟的肉。在免疫功能良好者往往不出现症状。严重者出现发热、淋巴结肿大、肌痛、头痛等。后天者很少侵犯神经和眼。但近年来因广泛使用免疫抑制剂以及艾滋病患者增加,此种眼病也在增加,也表现为局限性视网膜脉络膜炎。

(三)诊断与鉴别诊断

1.诊断

根据眼底病变的特点和血清学检查如间接免疫荧光抗体试验、染色试验、血凝试验以及皮肤试验等。

2.鉴别诊断

(1)脉络膜结核瘤:黄白色大片病灶,但 OT 试验为阳性,弓形虫血清检查为阴性。

(2)巨细胞病毒感染:也易发生于免疫功能低下者,特别是艾滋病患者,眼底表现为黄白色局限性视网膜坏死,附近视网膜血管有白鞘,陈旧病变有色素增生。根据补体结合试验和患者的体液、尿液检查等与弓形虫病区别。

(四)治疗

主要是抗弓形虫治疗,如果中心视力明显受累,可用乙胺嘧啶,开始每天 75 mg,2 天后每天 25 mg 并联合用三磺,首量每次 2 g,以后改为每次 1 g 每天 4 次共用 4 周。每周查白细胞和血小板,如果两者下降则服叶酸 5 mg,每天 3 次或每周肌内注射叶酸 2 次,每次 1 mL。也可口服乙酰螺旋霉素 300 mg,每天4次,并联合用三磺,6 周为一个疗程。炎症反应强烈时在抗弓形虫治疗 2 周后可加用泼尼松 60 mg 每天晨 1 次,一周后改为隔天晨 60 mg,根据病情减量。

第三节　非感染性葡萄膜炎

此类葡萄膜炎没有显示感染因素，但多有免疫异常表现，有些常伴有全身性疾病，主要者如下。

一、Fuchs 虹膜异色性虹膜睫状体炎

Fuchs 虹膜异色虹膜睫状体炎（Fuchs heterochronic iridocyclitis，FHI）临床上并非少见。占葡萄膜炎 3‰～11‰。Fuchs（1906）首先提出本病的特点是虹膜异色、白色 KP 和并发性白内障。

（一）病因和发病机制

原因不明。近年来根据免疫学和组织病理学的研究多认为本病是一种免疫性炎症反应，病理表现为单核细胞浸润，其中浆细胞较多，并发现患者血清和前房水内有免疫复合物。表明在虹膜血管壁上有免疫复合物沉着。可能因此引起虹膜实质小血管血栓、闭塞而发生新生血管以及一切临床表现，荧光虹膜血管造影也证实。

（二）临床表现

本病多发生于青壮年，男多于女，多单眼发病。无自觉症状，病程缓慢，很多患者在出现白内障、视力减退时才发现有病，表现如下。

（1）睫状充血很轻或无。KP 为灰白中等大小、圆形、无色素、边界清楚，不融合，多遍布全角膜后壁，有时有角膜水肿。

（2）轻度前房内光和浮游物，前房角是开放的，但组织结构不清，常有放射状和环形细小血管，这可能是发生青光眼的原因。当前房穿刺时常引起穿刺部位的对侧有细条状出血流向前房，形成小的前房积血，数小时内吸收，称此为 Amsler 征是本病的特点。这是由于穿刺时前房压力突变使对侧脆弱的小血管受压而破裂。

（3）患眼虹膜色浅，是由于虹膜实质萎缩，色素减少；虹膜后面色素斑状消失呈蛀状或筛样改变，虹膜萎缩，表面可见细小血管。瞳孔缘色素层缺损或完全消失，从不发生虹膜后粘连。瞳孔可变大或形不整，对光反应迟钝，这是由于瞳孔括约肌萎缩所致。

(4)本病90％患者发生并发性白内障,是由后囊下开始混浊,发展迅速,很快成熟,手术摘除不困难,但有时发生并发症,如新生血管性青光眼、虹膜前粘连等。前玻璃体有少量尘埃状混浊。

(5)20％～50％患者发生青光眼为开角型,治疗困难。是由于小梁硬化、小梁内腔闭锁以及房角纤维血管膜形成所致。青光眼常是间歇性或亚急性以后变为慢性。青光眼有时发生于白内障手术后。这可能是由于排水管已不正常,再加上手术影响而加剧。药物治疗无效时可考虑滤过手术治疗。

(三)诊断与鉴别诊断

1.诊断

主要根据临床表现。

2.鉴别诊断

(1)慢性虹膜睫状体炎:有弥漫性虹膜萎缩,但KP有色素,易发生虹膜后粘连。

(2)单纯性虹膜异色症:为虹膜发育异常的遗传性改变,无炎症表现。

(3)继发性虹膜异色:是由于其他眼病如虹膜炎症引起的虹膜萎缩,血管新生;弥漫性虹膜肿瘤等所引起的一眼虹膜组织变色。

(4)神经性虹膜异色症:这是由于交感神经疾病所引起的虹膜色素脱失,动物实验证明颈上交感神经节切除可引起虹膜异色,但无炎症表现。

(四)治疗

无特殊疗法,皮质激素治疗不能改变疾病过程。重要的是及时发现青光眼及时治疗;白内障成熟后手术摘除,预后良好。也可以做人工晶状体植入手术。

二、晶状体诱发性葡萄膜炎

本病多发生于白内障囊外摘除或晶状体损伤以后,并常见于过熟期白内障。此类疾病以往分为三类,即晶状体过敏性眼内炎,晶状体毒性葡萄膜炎和晶状体溶解性青光眼。实际晶状体毒性葡萄膜炎是晶状体过敏性眼内炎的轻型,现称为晶状体性葡萄膜炎,三者总称为晶状体诱发性葡萄膜炎。

(一)病因和发病机制

晶状体有可溶性蛋白和非可溶性蛋白,前者占总蛋白的90％,可溶性蛋白主要有α、β、γ,α抗原性最强,是诱发本病的重要抗原。正常人对房水内少量晶状体蛋白有耐受性,当大量晶状体蛋白进入房水内,耐受性被破坏,T细胞对

B细胞的抑制作用减少,而使B细胞产生抗晶状体蛋白抗体增加。大量抗体与晶状体蛋白抗原结合,在补体参与下形成免疫复合物,往往沉着于葡萄膜血管而引起Arthus型炎症反应。现已证明实验性晶状体诱发性眼内炎与人晶状体过敏性眼内炎相似,并证明实验性晶状体眼内炎可以血清被动转移;荧光免疫法证明受损伤的晶状体内有IgA和C3,并且用眼镜蛇毒因子减少C3可防止发生实验性晶状体性葡萄膜炎,更进一步证明本病是免疫复合物型自身免疫性疾病。本病炎症轻重不同,有不同的组织病理改变,主要有3种类型。

1.晶状体过敏性眼内炎

当疾病晚期在晶状体附近形成肉芽肿,表现为四种炎症反应环围绕晶状体皮质:最靠近晶状体皮质有一肉芽肿性反应带,含有大单核细胞,有类上皮细胞、多核巨细胞和巨细胞;在此环的外边是一纤维血管带;再其次是浆细胞环;最外层是淋巴细胞围绕。其附近的虹膜和睫状体表现为非肉芽肿性炎症。

2.巨噬细胞反应

此型最为多见,可发生于所有晶状体损伤的病例。其特点是巨噬细胞集聚在晶状体囊皮破溃部位,常见有异物型的巨细胞。虹膜和睫状体前部有淋巴细胞、浆细胞和巨噬细胞轻度浸润。

3.肉芽肿性晶状体性葡萄膜炎

在葡萄膜组织内有肉芽肿性炎症。

晶状体溶解性青光眼是由晶状体皮质溶解所引起的继发性开角型青光眼,常伴发于晶状体过敏性眼内炎,多见于过熟性白内障。晶状体皮质漏入前房引起巨噬细胞反应,吞噬渗漏到前房的晶状体皮质或Morgangnian液体而变膨胀,这些细胞加上晶状体碎屑阻塞小梁网而引起眼压升高。

(二)临床表现

1.晶状体过敏性眼内炎

此型是免疫复合物Arthus型引起的炎症反应,临床症状明显,眼痛、视力高度减退,甚至光感不确。眼睑、结膜、角膜水肿,羊脂样KP,前房水混浊,可有前房积脓,广泛虹膜后粘连,往往发生青光眼,如不及时手术摘除晶状体,最终导致眼球萎缩。

2.晶状体性葡萄膜炎

此型相当于晶状体毒性葡萄膜炎,有很多名称,如晶状体抗原性葡萄膜炎、巨细胞反应。发生于外伤或晶状体囊外摘除2小时~2周以后;可发生于各种白内障,此型最为多见,多表现为轻度非肉芽肿性前葡萄膜炎。有三型:①自发性晶状体性前葡萄膜炎,本病无明显发病原因,无外伤史,但病前都有晶状体混浊,包括并发性白内障。炎症为慢性,轻度充血或不充血,细小KP,前房闪光弱阳性,白内障摘除后炎症消失。②白内障摘除术后晶状体性前葡萄膜炎,一般在术后2～3天出现KP,数量不多,随着残留晶状体皮质的吸收,炎症逐渐消失。③外伤性晶状体前葡萄膜炎,多为轻度炎症。

3.晶状体溶解性青光眼

常发生于过熟期白内障或行过针拨术的手术眼。多为急性发作,眼压突然升高。明显睫状充血,角膜水肿,房水闪光阳性,轻度炎症反应,房角开放,有时前房有雪花状小白点漂浮,角膜后壁、前房角、虹膜及晶状体表面有小白点或者有彩色反光小点。这是含有蛋白颗粒的吞噬细胞。瞳孔轻度或中等开大,虹膜无后粘连,对光反应迟钝。

(三)诊断与鉴别诊断

1.诊断

主要根据病史和临床表现。在前房穿刺时,可见房水内嗜酸性粒细胞增多,占炎症细胞的30%以上。晶状体溶解性青光眼的房水内含有吞噬晶状体皮质的巨噬细胞。关于晶状体蛋白的皮试意义不大,正常人也可阳性。

2.鉴别诊断

(1)伤后晶状体性葡萄膜炎的鉴别诊断。①交感性眼炎:当外伤眼的对侧眼有白内障发生晶状体性葡萄膜炎需与交感性眼炎区别,后者为全葡萄膜炎,当非外伤眼发炎时外伤眼也明显发炎,如果对侧眼是晶状体性葡萄膜炎,外伤眼是无炎症表现。②术后或伤后感染:发病急,刺激症状突然加重,前房炎症反应明显。

(2)晶状体溶解性青光眼的鉴别诊断:①急性闭角型青光眼,虽有白内障但有色素性KP,前房浅,房角关闭,瞳孔开大。②白内障肿胀期青光眼,前房浅,无炎症。

(四)治疗

为预防晶状体诱发性葡萄膜炎,成熟的白内障应及时摘除,以免后患;提高手术技术尽力不遗留晶状体皮质。一旦确认为本病尽早摘除白内障或残留皮质;如果晶状体已大部分摘除可保守对症治疗。按一般葡萄膜炎治疗,并用皮质激素。溶解性青光眼在控制眼压后立刻做晶状体摘除,即使光感不确定也当手术。

三、交感性眼炎

交感性眼炎是眼球穿通伤后引起的双眼弥漫性非坏死性肉芽肿性葡萄膜炎。受伤眼称刺激眼，未受伤眼称交感眼。病情严重未及时进行有效的治疗，会导致双眼失明。

(一)病因和发病机制

本病多发生于眼球穿通伤和内眼手术后，外伤多于内眼手术，手术中以白内障手术更为多见，特别是伤口愈合不良或伤口有组织嵌顿以及眼内有异物者更易发生。另外角膜溃疡穿孔、化学烧伤以及眼内坏死性肿瘤都可发生交感性眼炎。外伤和交感性眼炎发生的时间间隔最短者9天，最长者60年。65%发生在受伤后2个月以内，90%发生在1年以内，最危险的时间是受伤后4～8周。早期摘除失明的外伤眼可防止健眼发病。

发病机制不明。现认为其发病与免疫因素有关。病毒在激惹免疫方面可能起佐剂作用。眼球穿通伤提供眼内抗原到达局部淋巴结(结膜)的机会，使眼内组织抗原能接触淋巴系统而引起自身免疫反应。实验证明交感性眼炎患者对眼组织抗原特别是S-抗原的细胞免疫反应为阳性。近年来特别强调色素细胞抗原的重要性。并发现本病患者HLA-A11阳性率高；有HLA-A11者比无HLA-A11者外伤后发生交感性眼炎的危险性更大。并发现HLA-DR阳性率也高于正常组。

组织病理表现为双眼全葡萄膜组织浸润。开始以色素细胞为中心淋巴细胞为主的细胞浸润，首先发生在静脉壁，以后出现以类上皮细胞、巨细胞、浆细胞为中心，周围为淋巴细胞的结节形成非坏死性慢性肉芽肿性病变，并可在视网膜色素上皮和玻璃膜之间形成类上皮细胞和淋巴细胞团呈局限性结节状小突起称为Dalen-Fuchs结节。晚期色素细胞脱失形成晚霞样眼底。

(二)临床表现

1. 刺激眼的临床表现

眼球穿通伤后未能迅速恢复正常，而持续有慢性炎症并有刺激症状，逐渐加重，出现羊脂KP、房水混浊、虹膜发暗有结节，这时详细检查健眼，往往有炎症表现。

2. 交感眼的临床表现

最初自觉症状轻，往往先出现调节近点延长，晶状体后间隙出现炎症反应。炎症明显时才有轻度睫状充血、细小KP和房水混浊。随着病情的进展出现成形性虹膜睫状体炎。炎症状加重,虹膜变厚、色暗、纹理不清,可见羊脂状 KP 和虹膜结节,虹膜后粘连,病情发展可发生各种严重并发症。有时病变先由后部开始,眼底周边部有黄白点,如同玻璃疣样改变,是相当于 Dalen-Fuchs 结节的病变,并有色素紊乱或先出现视盘充血水肿及视神经炎。有时视网膜下水肿,尤其黄斑部,严重者可引起视网膜脱离,炎症并向前发展,可发生严重的虹膜睫状体炎。

少数病例发生全身症状,如白发、白眉、白癜风以及脑膜刺激症状和听力障碍。

(三)诊断与鉴别诊断

1.诊断

(1)临床诊断:有眼球穿通伤或内眼手术史及双眼炎症反应。

(2)病理诊断:把完全失明眼球摘除不仅可预防交感性眼炎的发生,并可做病理组织学检查,进一步确诊。

2.鉴别诊断

(1)交感性刺激:为一眼有外伤,另眼有刺激症状如畏光、流泪、眼睑痉挛等。排除原发刺激,交感刺激即消失。

(2)晶状体性葡萄膜炎:双眼白内障,一眼手术后另眼发生炎症反应,其鉴别是手术眼无炎症。

(3)与 VKH 临床症状状相似,但无眼外伤史。

(四)治疗

1.外伤眼处理

眼外伤后应积极治疗,使其早日治愈。如视力已完全丧失应早期摘除。如已发生交感性眼炎,对无视力的刺激眼也应摘除。如尚有恢复视力的可能应积极抢救双眼。

2.交感性眼炎的治疗

按一般葡萄膜炎治疗和广谱抗生素。全身应用大量激素,每早口服泼尼松 $60\sim100$ mg,根据病情逐渐减药改为隔天给药法。炎症消退后应继续用维持量数月。激素治疗无效或不能继续应用者可用免疫抑制剂如环磷酰胺或苯丁酸氮芥等。近年来有人报道应用 Cyclosporin A,效果较好。

四、中间葡萄膜炎

中间葡萄膜炎又称周边葡萄膜炎或平坦炎。主要侵犯睫状体的平坦部和眼底周边,常伴有视网膜血管炎,可引起各种并发症,严重影响视力,为比较常见的慢性葡萄膜炎。在我国占特殊类型葡萄膜炎的第三位,在美国加州占第一位。

(一)病因和发病机制

原因不明。可能与免疫因素有关。如本病患者对链球菌和常见的病毒有超敏反应;本病可伴发于多发硬化症患者,抗神经节糖苷抗体增加,并发现本病患者60%以上循环免疫复合物增加,其程度与疾病活动一致。因此,认为睫状体与肾小球一样容易发生免疫复合物疾病。

炎症主要在睫状体和血管周围,表现为视网膜静脉炎和静脉周围炎和玻璃体底部有纤维胶质增生。视网膜静脉、毛细血管和小动脉功能不良也可解释本病常发生视网膜水肿和视盘水肿。

(二)临床表现

多为双眼,不分性别,好发于青壮年。早期症状轻,多主诉眼前有黑点,有时眼球酸痛,视力疲劳。视力减退是由于玻璃体混浊、黄斑水肿以及并发性白内障。

1.眼部表现

(1)眼前部改变:一般球结膜不充血,无 KP 或少量中、小 KP,也可有羊脂状KP,仅有少许浮游物,闪光弱阳性,但晶状体后间隙闪光和浮游物明显。前房角有胶样灰色、灰黄色渗出,有时前节正常,也可见这种改变,因此,容易发生虹膜前粘连。虹膜一般没有改变,但常有并发性白内障。

(2)眼底改变:视网膜周边部有两种渗出:一为弥漫型较多见,早期锯齿缘附近有小渗出以后可见于平坦部和眼底周边部,这种软性小渗出瘢痕化以后形成有色素的小病灶;另一种为局限性病灶,为大片渗出多在眼底下方形成雪堤状常有新生血管。并伴有周边部视网膜血管炎和静脉周围炎、静脉迂曲扩张或变细或伴白线;严重者病变由周边部向后极部扩展,引起进行性血管闭锁,并常有黄斑部和视盘水肿,玻璃体明显混浊,活动期呈尘埃状;晚期形成索条状或膜状在玻璃体前周边部明显,呈雪球状者多位于下方周边部的视网膜前。

2.临床类型

(1)根据炎症表现分为弥漫性和局限性,前者为最多见,预后良好。

(2)根据炎症程度分为三种。①轻型:无 KP,轻度或无房水闪光和细胞,晶状体后间隙和前玻璃体有少许浮游物。②中度型:往往无 KP,房水闪光阳性,少许浮游细胞,晶状体后间隙和前玻璃体有明显浮游物,眼底后极中等度水肿,平坦部下方有渗出物。③严重型:有少量或中度灰白色 KP 或少量羊脂状 KP,轻度或中等度房水闪光和浮游物,周边部血管改变,并可有局限性雪堤状渗出。

(3)根据临床最后过程有五种改变:①良性型,预后良好,数月后周边部渗出消失,仅遗留少许小萎缩斑或少许虹膜前粘连。②继发性脉络膜和/或视网膜脱离型,由于渗出引起周边部脉络膜脱离或伴有视网膜脱离,皮质激素治疗有效,炎症消退视网膜复位。③睫状膜形成型,为恶性进行性病变。在锯齿缘有大量灰黄色渗出,数月后在渗出膜内有来自睫状体的新生血管,逐渐进展,侵入晶状体赤道部及其后部形成睫状膜,牵引视网膜脱离或引起晶状体虹膜隔前移,使房角关闭而引起继发性青光眼。④视网膜血管进行性闭锁型,视网膜血管炎由周边部开始向视盘进展,静脉周围鞘非常致密以致看不见血柱。晚期小动脉闭塞,出现视神经萎缩,视力逐渐丧失。⑤慢性迁延型,周边部病灶此起彼伏,长期不愈,玻璃体形成大量机化膜,最后引起严重并发症,高度影响视力,甚至失明。

(三)诊断与鉴别诊断

1.诊断

患者常主诉眼前有黑点,前节炎症轻,但晶状体后间隙和前玻璃体混浊明显。三面镜检查可见周边部和平坦部病变。

2.鉴别诊断

(1)前葡萄膜炎:自觉症状和前部炎症明显。

(2)Kirisawa 型葡萄膜炎:周边部也可有大片渗出,但发病急,玻璃体混浊明显。

(3)结节病:也可表现为慢性中间葡萄膜炎伴有视网膜血管炎,但有全身特殊改变。

(4)Behcet 病:早期表现周边部视网膜血管炎和玻璃体混浊,但常有特殊的黏膜、皮肤改变。

(四)治疗

大部分病例是良性过程,不需要特殊治疗。病情稍重或黄斑水肿者可每周或隔周球旁注射泼尼松龙;少数严重病例可隔天口服泼尼松,但不宜长期应用,对皮质激素治疗无效者可考虑用免疫抑制剂,也可进行光凝或冷凝疗法。

五、伴有关节炎的葡萄膜炎

多年来都认为前葡萄膜炎与风湿病性关节炎和结缔组织病有关。目前已明确二者不是因果关系,而是同一性质疾病与免疫有关。发生葡萄膜炎的关节炎主要有以下几种。

(一)临床表现

1.强直性脊柱炎(ankylosing spondilitis,AS)

强直性脊柱炎是慢性进行性关节炎。主要侵犯骶髂关节和脊柱。25%患者可发生前葡萄膜炎,男性多于女性,青壮年发病。关节炎多发生于眼病以前。有家族史,伴有前葡萄膜炎的 AS 患者中 90% HLA-B$_{27}$ 为阳性,HLD-DR4 阳性率也高。

临床上 50%患者无症状。主要症状有腰背疼,特别是早晨起床后腰背有强直感,重者腰椎前后运动受限,常引起脊柱变形。眼部常表现为复发性非肉芽肿性前葡萄膜炎。严重者有纤维素性渗出和前房积脓。虽然 3~6 周炎症消退,但反复发作可引起虹膜后粘连、继发性青光眼和并发性白内障等。

2.青年类风湿关节炎(juvenilerheumatoid arthritis,JRA)

青年类风湿关节炎是儿童慢性进行性疾病,多发生于 16 岁以下,最多见于 2~4 岁,一般病程为5~6 年,20%~40%患儿抗核抗体(ANA)是阳性。近年来发现本病患者 HLA-DR5 阳性高。全身表现有 3 种类型。

(1)急性毒性型(Still 病):20%患者在发病前有高热,并伴有淋巴结和肝脾大。发病时轻微关节痛。此型很少发生前葡萄膜炎。

(2)多关节型:全身所见不多,多关节受累,以膝关节多见,腕关节和踝关节次之。此型7%~14%可发生前葡萄膜炎。

(3)单关节或少关节型:常累及膝关节,其次是髋关节和足跟。此型 78%~91%发生前葡萄膜炎,女孩比男孩多 4 倍。眼病主要有两型:一种为慢性非肉芽肿性前葡萄膜炎,多见于女孩伴有少关节型关节炎。刺激症状轻,眼不红不痛,常发生角膜带状混浊和并发性白内障。由于视力减退,才发现有眼病。另一种是急性非肉芽肿性前葡萄膜炎,多见于男孩,伴多关节型葡萄膜炎,某些患者 HLA-B$_{27}$ 阳性。

3.Reiter 综合征

本征包括非特异性尿道炎、多发性关节炎和急性结膜炎,并可发生前葡萄膜炎。HLA-B$_{27}$ 阳性率也高。一般先出现尿道炎,然后出现关节炎和眼病。尿道炎为黏液性或黏液脓性无菌性脓尿和血尿。关节炎多侵犯大关节。结膜炎有黏液脓性分泌物,结膜充血,乳头增生,可持续 2~6 周。8%~40%可发生前葡萄膜炎,为双眼非肉芽肿性炎症,严重者有大量纤维素性渗出和前房积脓。

4.类风湿关节炎(rheumatoidarthritis,RA)

类风湿关节炎为最多见的慢性病。在患者血液和滑膜液内可发现抗 IgG 和 IgM 抗体,称为类风湿因子(RF),本病患者常伴有细胞免疫缺陷。本病女性发病高于男性,很少发生于儿童。全身症状有发热、体重减少等。多关节受累,多是对称性。首先侵犯末梢关节,特别是指骨小关节,最后骨关节变形。常引起风湿性心脏病。本病可侵犯结膜、角膜、巩膜、房水排出管以及葡萄膜炎。葡萄膜炎比巩膜炎少见,多表现为非肉芽肿性前葡萄膜炎。

5.牛皮癣性关节炎

牛皮癣性关节炎是慢性复发性皮肤病,在病变部位表现带有银灰色鳞屑的丘疹性病变。本病可伴有关节炎和前葡萄膜炎。在牛皮癣患者中很少有前葡萄膜炎,但伴有关节炎的牛皮癣患者发生前葡萄膜炎,表现为轻度或严重的急性炎症,并常伴有角膜缘内的周边角膜浸润和结膜炎。

6.炎症性肠道性疾病

这包括溃疡性结肠炎和回肠结肠炎,两者都可发生关节炎和葡萄膜炎,往往伴有 HLA-B$_{27}$ 阳性。都有胃肠道症状。

(1)溃疡性结肠炎:为非特异性反复发作性肠炎,女性多于男性,20%以上患者有关节炎,为游走性单关节炎,也可发生骶髂关节炎和强直性脊柱炎。起病急、发热,每天排脓血便 10 余次。0.5%～12%发生双侧非肉芽肿性前葡萄膜炎,反复发作,伴有骶髂关节炎者更易发生前葡萄膜炎;伴有肠道症状和关节炎者多为慢性过程,反复再犯。

(2)肉芽肿性回肠结肠炎:本病是多灶性非干酪化的肉芽肿性慢性复发性肠炎。急性发作者颇似急性阑尾炎的腹痛;慢性者有腹痛、腹泻,逐渐肠栓塞症状。也可发生关节炎,多为强直性脊柱炎。大约 5%有各种眼病,结膜炎、前葡萄膜炎最为多见。多为非肉芽肿性前葡萄膜炎,有急性和慢性过程。肠道疾病发作时前葡萄膜炎加重,也可发生脉络膜炎、视神经视网膜炎和视网膜血管炎。

(二)诊断与鉴别诊断

根据临床表现如不同关节炎的表现皮肤和肠道症状,并结合化验检查如血沉、抗"O"RF、ANA、CRP 和 X 线检查,特别注意膝关节和骶髂关节和四肢关节。因为关节炎往往先于葡萄膜炎,为了早期发现眼病,对关节炎患者特别是JRA 应追踪观察,多发性关节炎应半年进行一次眼部检查;少关节炎患者发生葡萄膜炎的危险性更大,应 3 个月检查一次,并应随访 7 年以上。

(三)治疗

按前葡萄膜炎治疗,充分活动瞳孔,防止虹膜后粘连。儿童不宜长期用阿托品以防睫状肌麻痹而引起弱视。儿童慎用或不用阿司匹林以防引起不良反应。一般可服用布洛芬并可请有关科室会诊,协助治疗。

六、Vogt-小柳-原田病

本病为双眼弥漫性渗出性葡萄膜炎,伴有毛发、皮肤改变和脑膜刺激症状,因而又称为葡萄膜-脑膜炎。最初是 Vogt(1905)和 Koyanagi(小柳,1914)先后报道的,以前节炎症为主称 Vogt-Koyanagi 病(VK)。以后 Harada(原田,1929)报道类似的眼病,是以后节炎症为主,往往发生视网膜脱离,称为 Harada 病。二者总称为 Vogt-Koyanagi-Harada 综合征(VKH)或小柳-原田病。

(一)病因和发病机制

本病原因不明。根据临床急性发病,多伴有流感样症状,可能与病毒感染有关,但病毒培养为阴性。现认为本病是自身免疫性疾病,患者对眼组织抗原有细胞免疫和体液免疫反应,并发现患者血液内存在抗 S-抗原抗体和抗神经节糖苷抗体。近年来强调色素细胞的重要性,它既是抗原又是靶细胞,又发现本病患者 $HLA-B_{w54}$ 和 $HLA-DR_1$、DR_2 比正常组高。因此,本病发病机制有各种因素,可能先有致病因子(病毒)作用于易感患者,引起非特异性前驱期症状;另一方面致病因子引起色素细胞抗原性改变,而发生自身免疫反应,出现全身性色素细胞受损害的各种表现。本病主要病变在葡萄膜和 RPE,伴有色素细胞的破坏。病理为慢性弥漫性肉芽肿性炎症。最后脉络膜纤维化,大中血管层血管数减少,RPE色素广泛脱失、形成晚霞样眼底改变。

(二)临床表现

本病好发于青壮年,以 20~40 岁为多,男女无差别,多双眼发病。临床分为三期。

1.前驱期

突然发病,多有感冒症状:头痛、头晕、耳鸣。严重者有脑膜刺激症状,脑脊液淋巴细胞和蛋白增加,因而易误诊为颅内疾病。头痛是本期的主要症状(58%～95%),也是早期诊断的指标。

2.眼病期

前驱症状后 3～5 天出现眼症状几乎双眼同时急性发病,视力高度减退。

（1）Vogt-Koyanagi（VK）病：以渗出性肉芽肿性虹膜睫状体炎为主，也伴有弥漫性脉络膜视网膜炎。前节炎症迅速发展，有大量渗出遮盖瞳孔区和虹膜后粘连，眼底看不清，视力高度减退，未及时治疗可引起各种并发症，如瞳孔锁闭、膜闭和继发性青光眼。

（2）Harada 病：双眼视力突然减退，前节炎症轻，但眼底改变明显，起病时视盘充血，其周围和黄斑部明显水肿，易误诊为视神经炎或中心性浆液性视网膜病变，逐渐全眼底水肿发灰，并表现为多灶性病变，相互融合形成局限性视网膜脱离，进而引起视网膜下方大片脱离。

3.恢复期

眼部炎症逐渐消退，前节炎症易遗留虹膜后粘连；视网膜下液吸收，视网膜复位。眼底色素脱失，形成所谓晚霞样眼底，并有散在大小不等色素斑和色素脱失斑，视盘周围往往有灰白色萎缩晕。

本病轻重程度不等，轻者为一过性炎症，虽有视网膜脱离，但无明显"晚霞样"眼病，称为顿挫型；严重者半年以上炎症持续存在，称为迁延型，往往是由于治疗不当，例如皮质激素治疗开始晚或量不足或中途停药以致长期不愈，表现为肉芽肿性炎症，反复发作，发生严重并发症，甚至失明。脱发、白发和白癜风多发生在眼病开始后数周到数月，一般 5～6 个月恢复。

（三）诊断与鉴别诊断

1.诊断

初期自觉症状有头痛、头晕、耳鸣，临床上表现为双眼弥漫性葡萄膜炎，前节发展为肉芽肿性炎症；后部视盘、黄斑部水肿、多发性视网膜脱离斑，以及晚期的"晚霞样"眼底，并伴有毛发、皮肤等改变，常可作出诊断。

2.鉴别诊断

（1）视神经炎或中心性浆液性视网膜脉络膜病变：晶状体后间隙检查可早期发现葡萄膜炎。

（2）急性后极部多发性鳞状色素上皮病变（acute posterior multifocal pigment epitheliopathy，APMPPE）：在后极部也有斑状病变，但早期荧光眼底血管造影两者有明显不同；而且 VKH 很快就出现葡萄膜炎的体征。

（四）治疗

本病自从应用皮质激素治疗以来，视力预后有很大改进。除局部应用以外，应早期全身给药，用量要足，早期用大量皮质激素时要快减，以后慢减，一个月内避免急剧减药,最后用维持量要长,不少于 3 个月。因长期用药应当用中效的泼尼松,一般每天 80~100 mg 每早 7~8 时一次顿服。根据病情减药后要改为隔天服药法。在减药过程中如有复发可加局部用药。病情严重者或皮质激素治疗开始的晚,用药时间要长,甚至需用药 1 年以上,其他治疗同一般葡萄膜炎。

七、Behcet 病

本病为慢性多系统损害的疾病,Behcet(1937)首先提出本病的四大特点,即复发性口腔溃疡、阴部溃疡、皮肤改变和葡萄膜炎。葡萄膜炎反复发作可导致多数患者失明。

(一)病因和发病机制

原因不明。中东和日本多发,在我国占特殊性葡萄膜炎的第四位。因患者有多种自身抗体,推想可能是一种自身免疫性疾病。主要病理改变是闭塞性血管炎,现已证明是由免疫复合物 Arthus 反应所致。其他如纤维蛋白溶解系统功能低下高凝状态,中性白细胞的功能异常,活性氧亢进,中毒因素以及遗传因素(HLA-B5、HLA-B51、HLKA-DR5 检出率高)都可能与之有关。

(二)临床表现

1.全身表现

常有早期前驱症状,如低热、食欲缺乏、反复咽喉炎等。逐渐出现以下改变。

(1)口腔溃疡:为最多见,常侵犯口唇、齿龈、舌和颊部黏膜。初起发红,轻度隆起 1~2 天后形成灰白色溃疡,2~12 mm,7~10 天消失,不遗留瘢痕。

(2)外阴部溃疡:男性比女性多发。

(3)皮肤改变:常见者有结节性红斑、皮疹、毛囊炎,以及皮肤针刺反应。

(4)血管炎:大、中、小血管都被侵犯,特别是静脉、浅层血栓性静脉炎最为多见。

(5)关节炎:为多发性关节炎,多侵犯下肢。

(6)消化道症状:严重者胃黏膜溃疡。

(7)神经精神症状:可出现中枢神经和脑膜刺激症状,有时有记忆力减退和性格改变等。

2.眼部表现

本病 70%~80% 发生葡萄膜炎,男性多于女性,20~40 岁发病较多。双眼反复发作平均间隔 1~2 个月,短者一周,长者 2 年,病程较长,可达 10~20 年,多致失明。眼病有 3 种类型。

(1)前葡萄膜炎:仅前节炎症,多次反复,表现为急性渗出性虹膜睫状体炎,有较多细小KP,往往出现前房积脓,其特点是出现的快,消失也快。反复发作发生各种并发症。

(2)玻璃体炎型:是以玻璃体混浊为主的反复性炎症。此型是以睫状体炎为主,并可见视网膜静脉扩张,视网膜水肿,但无出血和渗出。

(3)眼底病型:为严重类型,大多数病例前后节都有炎症和玻璃体混浊。早期改变是以视网膜血管炎为主,静脉扩张,在其附近往往有毛刷样出血;动脉变细,有的血管闭塞成白线;小静脉、毛细血管的通透性增强而引起后极部视网膜弥漫性水肿混浊。甚至仅有轻度前节炎症也有视网膜血管炎。晚期改变可发生视网膜血管分支阻塞,视网膜有大片出血和渗出,甚至发生新生血管伸向玻璃体而引起玻璃体积血。小动脉闭塞性血管炎引起缺血性病变,导致视网膜浅层坏死,呈灰白色的视网膜栓塞。疾病反复发作视网膜脉络膜变性发生持续性水肿混浊;黄斑部水肿囊样变性常发生板层裂孔。由于血管周围继发性纤维增生也可引起视网膜脱离。视盘充血,边界不清,当视网膜血液供给进行性丧失,视网膜神经纤维层萎缩可导致视盘萎缩,色变浅;或者视盘血管闭塞由于缺血而发生急剧性视力丧失,最后发生视神经萎缩。

(三)诊断与鉴别诊断

1.诊断

根据主要和次要改变分为两型。主要改变为反复性口腔溃疡、阴部溃疡、皮肤病和葡萄膜炎。次要改变有关节炎、胃肠道疾病、附睾炎、血管炎及神经系统疾病。在疾病过程中四种主要改变都出现称为完全型;不完全型是指疾病过程中有三个主要改变或典型眼部改变如前房积脓或典型视网膜血管炎,再加一种主要改变如反复性口腔溃疡。不能诊为不完全型者称为可疑型。皮肤针刺反应很有诊断价值。

2.鉴别诊断

(1)伴有视网膜血管炎的葡萄膜炎:如结节病性葡萄膜炎 多为视网膜静脉周围炎,有其特殊的全身改变,但无黏膜和皮肤改变。又如多发性出血性视网膜血管炎,表现为轻度前葡萄膜炎,双眼发病为多发性视网膜血管炎,视网膜毛细血管无灌注,玻璃体炎,原因不明,皮质激素治疗有效。

(2)伴有前房积脓性前葡萄膜炎:如强直性脊柱炎、Reiter病虽有关节炎和前房积脓,但后节正常,也无黏膜和皮肤改变。

(四)治疗

同一般葡萄膜炎,注意散瞳。前节炎症可局部点眼或结膜下注射皮质激素;后节炎症在发作时可球旁注射,以缓解急性炎症。本病不宜全身应用皮质激素。主要用免疫抑制剂如苯丁酸氮芥或环磷酰胺。一般先用秋水仙碱,每次 0.5 mg 每天 2 次,不良反应少。如果无效,首选苯丁酸氮芥,这是治疗本病最有效毒性最小的免疫抑制剂每天 0.1~0.2 mg/kg,根据病情逐渐减量至每天 2 mg 用药约1 年。严重病例各种药物治疗无效者可口服环孢霉素 A 每天 3~5 mg/kg,分2 次服用,因对肝肾不良反应大应慎用。以上药物都有不良反应,用药前要说明可能发生的不良反应并取得患者或家属同意而且无全身禁忌证者方可用药。治疗过程中应每周检查白细胞和血小板。用环孢霉素 A 要检查肝肾功能及血清蛋白电泳。其他药物有血管扩张剂、抗凝剂、吲哚美辛及维生素 C、E 等。中药以清热解毒凉血祛瘀为主。

第四节　葡萄膜囊肿和肿瘤

一、外伤性植入性虹膜囊肿

(一)病因和发病机制

虹膜囊肿并非少见。按病因可分为先天性、特发性、炎症渗出性和外伤性等。其中以外伤植入性虹膜囊肿最为常见。多由于眼球穿通伤或内眼手术引起,结膜或角膜上皮组织由于睫毛或手术器械通过眼球伤口带入眼内;也可因外伤或手术创口对合不良或有组织嵌顿致使上皮组织沿创口直接卡入眼内,不断增生而形成虹膜囊肿,临床上有两种类型。

(二)临床表现

1.珍珠样囊肿

珍珠样囊肿为孤立的灰白色或淡黄色圆形或椭圆形,有光泽的肿瘤样小体。外观颇似珍珠而得名。此类常伴有睫毛,位于虹膜基质的周边部或前房角。其囊壁由复层上皮或立方上皮所组成,中心部细胞逐渐变性软化形成空腔,最后形成囊肿。

2.浆液囊肿

浆液囊肿较多见,在外伤后数月或数年发生,囊壁菲薄透明,囊腔较大,含有淡黄色液体,常发生在虹膜实质的周边部,其前壁向前膨隆时常与角膜后壁相贴;如果囊腔向后方隆起,则由瞳孔区可见到虹膜后方有黑色隆起块,易误诊为黑色素瘤。囊肿开始时,患者无自觉症状。有时囊肿变性产生刺激性物质可引起虹膜睫状体炎。当囊肿增大占据前房或堵塞房角时可引起不可控制的青光眼。

(三)诊断与鉴别诊断

根据临床表现,有眼球穿通伤口可以确诊,必要时应进行超声检查。应与其他原因的虹膜囊肿以及葡萄膜的占位病变如黑色素瘤相鉴别。

(四)预防与治疗

1.预防

应注意以下几点:①手术时结膜瓣的大小要适宜,避免膜瓣的边缘正对角巩膜切口。②缝线结扎不要过紧、避免组织夹在线套内,由于组织坏死液化,以致使缝线的周围形成间隙,使上皮易经此而入。③眼球切口应做在角膜缘防止角膜上皮内生。④防止伤口延期愈合,促使前房早期形成。

2.治疗

主要有以下方法:①手术治疗,应早日做彻底的切除,根据囊肿的不同位置和大小在角膜缘做一较大切口,做包括囊肿在内的较大面积的虹膜切除。②激光治疗,色素多的囊肿可用氩激光,对透明度大的浆液性者用 Nd:YAG 激光。如果再发可以重复激光治疗,亦可先做囊肿穿刺,抽出囊内液体后光凝囊壁。

二、脉络膜血管瘤

虹膜和睫状体的血管瘤非常罕见,肿瘤局部血管丰富,经常引起反复性前房积血和青光眼。在葡萄膜血管瘤中脉络膜血管瘤较为多见。

(一)病因和发病机制

脉络膜血管瘤为先天性血管发育畸形,伴有颅内血管瘤或颜面血管瘤者称为 Sturge-we ber 病,脉络膜血管瘤患者 50%伴有眼睑或颜面血管瘤。本病常发生于青年人,但多在成年以后才被发现。如不及时治疗可导致完全失明。

(二)临床表现

血管瘤有孤立型与弥漫型,两者表现有所不同。

1.孤立型

本型多不伴有皮肤和颜面血管瘤。多见于中年人,病变多位于眼底后极部,多靠近视盘或黄斑部,肿物为 1.5～6 PD,隆起高度＋1.0～＋5.0 D,为一杏黄或橘红色圆形或近似球形隆起。表面可有色素沉着,经常伴有视网膜脱离,视网膜可有水肿、渗出及出血等改变,可能是由于肿瘤影响脉络膜血运,视网膜外层组织缺氧所致。

2.弥漫型

常伴有皮肤颜面血管瘤。早期由于血管瘤小且深在,不易与其周围眼底色调区别,往往被忽视。详细检查可发现眼底后极部有广泛弥漫扁平,边界不清楚呈番茄色病变,有时可见迂曲扩张的脉络膜血管和视网膜血管扩张。血管瘤发展较慢、逐渐出现视网膜变性萎缩,视网膜广泛脱离,并可发生并发性白内障和继发性青光眼而致失明。导致青光眼的原因有多方面:如脉络膜血管淤血,导致眼内容积增加;脉络膜血管瘤的血管壁菲薄,通透性增加而使眼内液体增加,使眼内液体循环失去平衡;另外房角的中胚叶组织的残留或异常血管的存在以及上巩膜静脉压升高都可导致眼压升高,这种青光眼治疗困难。

(三)诊断与鉴别诊断

1.诊断

合并颜面血管瘤者脉络膜血管瘤发现率高,要仔细检查眼底;不合并颜面血管瘤者或肿瘤小者诊断困难,需要超声波和眼底荧光血管造影检查。超声检查中,A超表现为起始高波,内反射波高;B超显示卵圆形或盘状肿块,前界清楚,内反射有均匀波。眼底荧光造影在动脉前期或动脉早期即显荧光。典型病例可见到血管形态。由于肿瘤多属于海绵状血管瘤性质,荧光素的含量很多,早期呈多湖状形态,随而因渗漏而出现强荧光区,其范围与肿瘤大小基本一致。由于荧光可以看出肿瘤的准确范围可供治疗参考,并可观察肿瘤治疗的效果。

2.鉴别诊断

某些脉络膜血管瘤由于视网膜色素上皮增生或继发性视网膜变性及局限性视网膜脱离表现为灰蓝色或灰绿色易误诊为脉络膜恶性黑色素瘤。但血管瘤表现隆起度不明显,边界不清,色淡无色素,巩膜透照有红光反射。恶性黑色素瘤隆起明显,边界清楚,病变区色暗有色素;巩膜透照不透光。荧光眼底血管造影可显示血管瘤荧光充盈快,持续时间长,常呈海绵状或窦状造影。恶性黑色素瘤早期仅在肿瘤边缘部有荧光。无色素性色素瘤常呈网状荧光结构。

（四）治疗

无症状者可不治疗。对局限性孤立的血管瘤可透热凝固使病变萎缩。激光治疗特别是氩双色（蓝绿混合）或氩绿激光更有效，可使血管瘤内的血管网大部或基本消失，仅残留少数较大的血管，肿物萎缩变平坦，视网膜复位。

三、脉络膜骨瘤

在眼球痨和发生睫状膜的慢性炎症眼球病理组织中可见到钙化改变。Gass（1978）首先提出脉络膜骨瘤可发生于正常眼中。

（一）病因和发病机制

原因不明。Gass 认为骨瘤可能继发于外伤、炎症的异位骨化或海绵状血管瘤的骨质化。但有些病例并无外伤、炎症等病史。现多认为骨瘤是先天性原始中胚叶残留的迷离瘤。骨瘤组织是由骨小梁构成，伴有内皮组织组成的海绵状腔隙和小毛细血管，并可见骨细胞、成骨细胞和破骨细胞。肿瘤累及脉络膜毛细血管，大部分变窄或闭塞。

（二）临床表现

多发生于 20～30 岁女性，多单眼。可以无任何症状，或有轻微视物不清，视物变形以及肿瘤相应部位视野缺损。晚期发生并发症视力丧失。

眼底检查可见肿瘤多位于视盘附近，呈椭圆形或近圆形，肿瘤基底大小不等，轻度隆起。边不整呈扇形或伪足状，但其边界清楚，略隆起呈黄白色至橘红色，其颜色取决于 RPE 的色素程度以及肿瘤的厚薄。骨瘤中的钙质呈黄白色，其边缘部 RPE 变薄则呈橘红色，肿瘤表面凸凹不平，可见不同程度的棕色、橘黄色、灰色的色素沉着，并有短小血管丛，这是来源于肿瘤深部，从骨髓腔到肿瘤表面，血液供给来源于脉络膜毛细血管。晚期视网膜萎缩。

本病主要的并发症是视网膜下新生血管形成，常伴有视网膜下液体渗出和出血，当发生于黄斑时形成盘状瘢痕，严重影响视力。这种新生血管是来自脉络膜新生血管，穿过骨瘤上萎缩变薄的 RPE 和玻璃膜到视网膜下。

（三）诊断与鉴别诊断

1.诊断

主要根据眼底特殊的黄白色隆起的表现。荧光眼底血管造影早期肿瘤有斑块状强荧光；晚期有弥漫性强荧光染色。肿瘤黄白部分显示骨瘤内表面毛细血管网早期强荧光。A 超检查从骨瘤内表面出现高强度的回声波峰；B 型显示一个轻度隆起的高反射波的脉络膜肿块。X线照相可表现与骨瘤相似的放射线密度。CT检查显像最清楚。

2.鉴别诊断

(1)脉络膜无色素性黑色素瘤:肿瘤病变呈棕黄色外观与骨瘤相似,但肿瘤隆起度较高,边不清,表面光滑与骨瘤不同。

(2)脉络膜转移癌:多继发于其他全身性肿瘤,特别是乳腺癌,边界不像骨瘤清楚。表面无血管,且常伴有无孔性视网膜脱离。

(3)脉络膜血管瘤:也可呈橘红色与骨瘤相似,但血管瘤呈圆顶状,表面光滑,边缘整齐。

(4)后部巩膜炎:眼底有棕黄色病变,边界不清像骨瘤,但有炎症表现,眼疼伴有葡萄膜炎,视网膜下有液体。超声检查可见巩膜,脉络膜肥厚。

(四)治疗

病因不明。目前尚无有效疗法。只能定期观察。如果出现视网膜下新生血管可考虑氩激光光凝治疗。最近有人报道经激光治疗后肿瘤脱钙变平,形成一边界清楚的脉络膜视网膜萎缩斑。

第八章

视网膜疾病

第一节　视网膜变性疾病

视网膜变性疾病是由遗传性或获得性原因引起的视网膜光感受器层、视网膜色素上皮（RPE）、玻璃膜、脉络膜或这些组织一起发生的结构或功能异常引起的一组眼底疾病。这类疾病对视功能的影响较大，常导致夜盲、视野缩小和视力不可逆的丧失。目前临床上尚无有效的治疗方法。

一、原发性视网膜色素变性

视网膜色素变性（retinitis pigmentosa，RP）是由于光感受器（视杆细胞和视锥细胞）或 RPE 的异常而导致的进行性失明的一组遗传性疾病；是最常见的遗传性视网膜变性，其患病率在1/3 000至1/5 000 之间，我国发病率约为 1/3 467，在世界范围内大约有 150 万患者。

该病的主要临床特征是早期出现夜盲，随后发生进行性视野缩小、视盘呈蜡黄色萎缩、视网膜骨细胞样色素沉着及视网膜电图（electroretinogram，ERG）严重异常等。目前，RP 尚无有效的预防和治愈方法。

（一）病因与发病机制

1.分子遗传学

RP 有多种遗传方式，大多数为单基因遗传，包括有常染色体显性遗传 RP（autosomal dominant retinitis pigmentosa，ADRP），占 15%～20%；常染色体隐性遗传 RP（autosomal recessive retinitis pigmentosa，ARRP），占 20%～25%；X 染色体连锁遗传 RP（X-linked retinitis pigmentosa，XLRP），占 10%～15%；还

有 40%～50%是散发 RP。另外,少见的遗传方式如下。

(1)线粒体遗传 RP:线粒体突变导致的色素变性常伴有全身综合征,迄今为止所发现的与线粒体突变有关的基因只有 MTS2 基因,该基因编码定位于第二线粒体上丝氨酸较远端的 RNA 蛋白基因,12258 位点的 C-A 突变可能干扰了 tRNA 分子的氨基酸受体,影响了 tRNA 的氨基酸循环,因此降低了线粒体翻译的效率和准确性。有关基因突变与氧化磷酸化的关系尚不清楚。

(2)二基因遗传 RP:该遗传方式极少见,遗传方式较为复杂。由 ROM1 杂合子突变合并 RDS 杂合子突变引起的二基因 RP 病例,比较少见。

(3)散发性 RP:40%～50%的患者无家族史,称为散发性 RP。

(4)其他:另有 30 多种综合征可有 RP 的临床表现,如 Usher 综合征(遗传性 RP 耳聋综合征)、Bardet-Biedl 综合征(巴德-毕综合征)和 Refsum 病(遗传性共济失调性多发性神经病,又称植烷酸贮积病)等,大多数呈常染色体隐性遗传。

RP 在遗传和表型上均具有较大的异质性,表现为:①遗传异质性,即不同的基因可以引起相同的疾病;②等位基因异质性,即相同基因的不同突变可以引起相同或不同的疾病;③临床异质性,即具有相同突变的不同个体,即便是在同一个家族中,也会具有不同的症状。这使得 RP 的分子发病机制相当复杂。对于这种情况的解释,目前比较普遍的观点认为是由于修饰位点的存在及环境因素的影响所致。

迄今通过连锁分析和候选基因筛查,已有 16 个 ADRP、21 个 ARRP 和 5 个 XLRP 位点被定位,其中 39 个基因已被克隆,每种遗传方式都有多个基因被鉴定,这些基因编码的蛋白各自具有不同的功能,如参与光转换、参与视觉循环或作为感光细胞转录因子、组成光感受器结构蛋白等,但也有些基因编码的蛋白功能尚不明确,这些基因中没有任何一个基因的突变可以单独解释超过 10%的 RP 病例,同时有 40%～50%的 RP 患者尚未找到确切的分子发病机制。大多数学者认为一定还有大量 RP 位点没有被发现。

2.病理

RP 主要特征是视网膜光感应器和 RPE 功能进行性受损,大多数是从赤道部视杆细胞开始的进行性、退行性病变伴视网膜各层不同程度的萎缩,神经胶质增生和血管阻塞硬化,RPE 色素脱失并移行到视网膜内,由视杆细胞和 RPE 凋亡所致。基因突变使其编码的蛋白质功能异常,从而影响感光细胞外节膜盘脱落,细胞骨架蛋白完整性丧失,细胞黏附障碍,光传导通路级联反应的持续激活,以及视黄醛代谢障碍等一系列感光细胞生理及生化功能障碍,最终导致视网膜感光细胞死亡。

(1)光感受器细胞改变:主要病理改变在视网膜神经上皮层,尤其是视杆细胞和视锥细胞。①早期:赤道部位于外核层的视网膜感光细胞核移位到视锥视杆层,也有部分细胞分布于外丛状层和内核层,同时视锥和视杆细胞的外节变短,部分解体,内节圆肿而不规则。②中期:赤道部及周边部的光感受器外节明显减少、变短、变形、变性,有空泡形成,内节粗短,细胞器明显减少、稀少的线粒体肿胀变性。③晚期:赤道部视网膜视锥细胞和视杆细胞外节和内节完全消失,光感受器细胞明显减少,核变形,胞质变性且排列紊乱。Müller 细胞移位,占据了光感受器的内、外节层减少或消失的空间,致使视网膜纤维化而变薄。

(2)RPE 改变:除光感受器等视网膜神经上皮改变外,RPE 的组织的病理改变也十分引人注目。RPE 的病理改变与感光细胞病理损伤密切相关,凡是感光细胞减少和消失的地方,RPE 便有形态学变化。RPE 的病理变化包括:①色素颗粒减少,脱色素,细胞核移向顶端;②RPE 变性,数目减少甚或消失而形成无RPE 区;③RPE 还可于局部增生形成色素团块,RPE 迁移到视网膜内,沉积于动、静脉周围以及血管分叉处,形成典型的骨细胞样色素沉着的眼底表现。围绕动静脉的色素细胞可抢先获得血液供应,从而使视网膜细胞的血液供给减少,进而加重了视网膜的损害。

(3)视网膜脉络膜血管改变:视网膜血管壁可有大量的透明组织增生而致管壁增厚、管腔狭窄或闭塞,脉络膜血管也可有硬化、毛细血管减少或消失等改变。

(4)其他:还可出现视网膜前膜,即在 RP 患者的视盘和视网膜的表面有纤维星形胶质细胞膜。视盘可出现萎缩、玻璃疣和错构瘤等病理改变。

(二)临床表现

RP 是一种慢性疾病,病情逐步加重往往持续数十年。其典型临床表现是双眼发病,夜盲、视野缩小和视网膜的变性改变,包括视盘萎缩、视网膜血管变细和视网膜骨细胞样色素沉着。

1.症状

(1)夜盲:由于患者视杆细胞功能最早受影响,患者表现在暗环境视物不清,离开熟悉的环境就不敢行走,中医又叫"雀目"。

(2)视力下降:到疾病的后期才出现中心视力降低,中心视力维持的时间有长有短,如 ADRP 患者在 60 岁之后仍可保持良好的视力,但 XLRP 患者通常在40 岁就已经失明了(约 0.1 或更低);发病年龄越小,该症状的临床表现越严重。

(3)视野改变:最早表现为小暗点,常不引起患者注意。随着疾病的进展,逐渐减少成管状视野。视野减小是匀速地,其严重程度与眼底病变加重呈正相关。

2.体征

(1)白内障:是 RP 患者常见的临床表现,RP 能增加后囊下白内障的发生率。

(2)近视:不同类型的 RP 中近视的发生是不同的,在 X 连锁性 RP 患者中近视的发生率明显增加。

(3)眼底改变:发病早期眼底改变不明显,随着病情进展,出现典型的眼底改变,视盘颜色开始变淡。视网膜血管变细,动脉先变细,以后发展动静脉均变细。黄斑改变相对较轻,晚期黄斑区 RPE 细胞脱失和变薄。在中周边区域存在骨细胞样色素沉着,视网膜呈青灰色,萎缩变薄,但极周边视网膜常看似正常。晚期视盘蜡白,边界清楚,视网膜血管纤细,大范围的色素沉着蔓延到黄斑区。视网膜萎缩变薄,呈灰黄色,透见粗大的脉络膜血管。值得注意的是,在 RP 病例中,色素沉着量的多少,并不能反映病情轻重。

3.临床分类

(1)按发病年龄:①早发型 RP 是在两岁时已经出现中期 RP 症状。此类 RP 有时很难与先天性 Leber 黑蒙(LCA)鉴别,后者出生时或生后不久即存在严重的视力障碍,ERG 为平坦型。根据发病年龄,可以诊断为 LCA 或 RP。事实上,RPE65、CRB1、CRX 和 TULP1 基因的突变同样可导致先天性 Leber 黑蒙和 RP 的发生。②迟发型 RP 是在中年时出现早期或中期 RP 症状和表现。一种可能是早年的中度夜盲往往被父母忽视,而且进展到临床症状明显阶段的速度很慢。还有一个可能是 RP 确实发病较晚。这样的话,就需要寻找相似眼底改变的非遗传病因,例如眼损伤、药物中毒、感染或类癌综合征,以及脊髓小脑共济失调等。特别是当这些症状进展迅速的时候,更须注意有无继发因素。

(2)按眼底表现:①无色素型 RP(retinitis pigmentosa sine pigmento,RPSP)具有典型的 RP 临床表现,而眼底改变无明显的色素沉着。与视网膜色素萎缩有关,尤其是伴有高度近视眼的患者常常会有这种表现。②节段性 RP 是眼底表现只有 1/4 的扇形区域或一半受累(RHO,PRPF31 突变)。视野缺损与视网膜受累区相对应,ERG 反应较好。③中心性或旁中心性 RP 是病变局限在黄斑和视盘周围的环形区域(旁中央),周边视网膜无色素变化,两者之间有清晰的分界。视力和色觉早期受累,视野常为中心暗点或旁中心暗点和环形暗点。ERG检查表现为杆细胞或锥细胞反应受损,亦可为两者同时受累。④向心性是表现为自周边部向黄斑部逐渐发生 RP。随着疾病的进展,视野向心性缩窄,视功能越来越差,呈现视力的减退,最终导致失明。⑤单侧性 RP 是仅一只眼发生 RP,较罕见。

(3)其他类型的病变:白点状视网膜变性(retinitis punctata albescens)、结晶样 RP 等。

4.遗传型与临床表型

(1)常染色体显性遗传:通常是最轻微的类型,平均发病年龄为 20～30 岁,一些病例在 50 岁之后才发病。外显率变化较大,尤其在 PAP1、PRPF31 和 RP1 突变的病例。在遗传咨询中,对散发的轻微病例,而且年龄较大的患者应该怀疑为常染色体显性遗传,特别是在家族成员没有全部检查或未知的情况下。

(2)常染色体隐性遗传:往往在青少年期发病,病情较重,但比 XLRP 患者轻。值得注意的是该型 RP 有较高的异质性,在发病年龄和临床表现等方面变异度较大。

(3)X 连锁遗传:发病较早,常在 10 岁内就出现症状,发展快,病情严重,并且常常并发高度近视眼,预后最差。尽管大多数病例为隐性遗传,在一些家系中女性发病的遗传方式是显性的。

XLRP 携带者是 XLRP 女性杂合子,携带并传递隐性 RP 致病基因,其男性后代 1/2 可能成为 XLRP 患者,女性后代一半为基因携带者,对 RP 的遗传和流行带来重大的影响。此外,XLRP 携带者可出现不同程度的 RP 临床表现,如眼底可见后极部视网膜出现尘状黑色反光的毯层改变,或有 RPE 节段状、伞形或不规则萎缩,部分可见视网膜内色素团块,视野检查可发现与眼底病变部位相对应的视野缺损或暗点。全视野 ERG 是检出 XLRP 携带者的重要检查,可表现为不同程度视杆细胞反应或视锥细胞反应振幅降低,峰时延长。

5.辅助检查

(1)ERG:是客观判断 RP 患者视网膜功能较为敏感和不可缺少的方法。典型的原发 RP,早期患者出现 a、b 波振幅显著减低,峰时延长,暗视系统比明视系统下降更为明显。中、晚期患者,85％以上 ERG 为熄灭型,其余均为重度降低型改变。疾病早期或 RP 的 XLRP 遗传携带者也可记录到异常的 ERG,中心性或象限性 RP 的 ERG 异常程度与受累的视网膜范围有关。全眼底 RP 中暗视 ERG 成分的异常程度可大于明视 ERG 成分,中心型 RP 明视 ERG 成分较先受累。

由于 ERG 异常远早于 RP 患者眼底改变和临床症状的出现,因此临床上常将 ERG 作为 RP 的早期诊断的重要方法。

(2)视野检查:包括盲点的扩大,中周部视野缺损,以及全周视野缩小。RP的亚型可能与特殊的视野缺损模式相关联。例如,扇形 RP 通常与弓形或高度的视野缺陷有关。因此,Goldmann 动态视野检查法,因为它的灵敏度高、可检测极周边的视野以及可重复性强而被优先选择。视野测试可用于监测该疾病的进展,以及评估初诊患者病情的严重程度。

(3)荧光素眼底血管造影(Fundu、Fluorescence、Angiography,FFA):造影早期,RPE 改变的部位出现色素堆积处的荧光遮蔽,色素脱失处的窗样缺损,可见到斑块状脉络膜毛细血管无灌注区或延迟灌注区。进展期病例,可能存在不规则的未充盈的脉络膜毛细血管区域,经常发生在视网膜色素的异常堆积的区域,可见到无灌注区周围毛细血管染料渗漏,蔓延到无灌注区内,造影显示背景荧光大片无荧光区,提示脉络膜毛细血管层萎缩。在 RP 合并黄斑囊样水肿患者,造影早期黄斑遮挡背景荧光,造影晚期荧光素积存于黄斑区域,形成特有的花瓣形或轮辐状强荧光。

(4)吲哚青绿脉络膜血管造影(Indocyanine Green Angiography,ICGA):脉络膜灌注不良,见斑驳状的弱荧光。

(5)相干光断层成像仪(Optical Coherence Tomography,OCT):高分辨的OCT 可发现 RP 的早期光感受器改变,嵌合体带或光感受器的中断或缺失。发展到疾病晚期,整个光感受器外节萎缩和/或视网膜变薄,RPE 也萎缩变薄。另外,OCT 还可用于观察 RP 的并发症,如黄斑囊样水肿、黄斑前膜、黄斑裂孔和玻璃体黄斑牵拉综合征。

(三)诊断和鉴别诊断

1.临床诊断

(1)典型的原发性 RP 可根据其临床表现作出诊断。①有家族史或散发病例。②夜盲:晚间或黑暗处视力明显下降,活动受限。③眼底改变:早期视网膜赤道部可见色素斑点,以后形似骨细胞样黑色素斑沿着血管和/或视网膜分布,逐渐向周边部及后极扩张。晚期视盘呈蜡黄色萎缩,血管狭窄和视网膜呈青灰色。④视野改变:早期有环形暗点,以后缩小成管状视野。⑤ERG:为平坦型或者低波型。⑥暗适应检查阈值升高。

(2)特殊临床类型 RP 诊断。①单眼性原发性 RP:非常少见。诊断为本型者,必须是一眼具有原发性 RP 的典型改变,而另眼完全正常(包括电生理检查),经五年以上随访仍未发病,才能确定。此型患者多在中年发病,一般无家族史。②节段性原发性 RP:亦甚少见。特点为病变仅累及双眼同一象限,与正常区域分界清楚。有相应的视野改变,视力较好,ERG 为低波。FFA 显示病变区比检眼镜下所见范围大。本型常为散发性,但也有常染色体显性、隐性与性连锁隐性遗传的报告。③中心性或旁中心性原发性 RP:亦称逆性进行性 RP。初起即有视力减退与色觉障碍。眼底检查可见黄斑部萎缩病变,有骨细胞样色素堆积,ERG 呈低波或不能记录。早期以视锥细胞损害为主,后期才有视杆细胞损害。晚期累及周边部视网膜,并出现血管改变。④无色素性 RP:是一种有着典型 RP 各种症状和视功能的检查异常,唯一没有视网膜色素沉着的变性疾病。RPSP 很可能代表着 RP 的早期阶段,在随诊相当长的时间之后,有可能见到典型的色素沉着出现。本型遗传方式与典型的 RP 相同,有显性、隐性、性连锁隐性遗传三型。

2.基因诊断

目前,大量 RP 基因的发现十分有助于对 RP 进行遗传咨询和诊断,特别是 RHO 基因的 P23H、P347L 突变和 RP1 基因的 R677X 突变在 ADRP 中的突变率比较高,对于筛查 ADRP 患者很有价值。同样,在 XLRP 家系中对可能的男性患者或女性携带者检查 RPGR 也十分必要,特别是对 ORF15 这个突变热点进行筛查。如果 RP 的遗传方式已确定,可以选择一些突变基因进行筛查。由于没有任何一种突变可以单独解释超过 10% 的 RP 病例,故 RP 的遗传学检测需要筛选多个基因中的一组突变。RP 的致病基因数量多,而且没有明确的突变热点,一般实验室很难针对如此众多的疾病基因进行全面分析。尽管如此,快速和大比例的突变筛查技术正在建立起来,并且已经有一些实验室在寻找最频繁出现的相关基因突变,采用先进高效的筛查技术如变性高效液相色谱法和自动测序法使得这种检测成为可能。总之,遗传咨询依赖于准确的临床诊断、遗传的方式和基因检测的结果。基因诊断在遗传病的预防与诊断方面,具有无可比拟的优势,可以快速、准确地从分子水平明确病因,对 RP 进行筛查或产前诊断,以便早发现早治疗。

3.鉴别诊断

RP 需与一些伴有 RP 的综合征或继发性 RP 相鉴别。RP 综合征最常见的类型有 Usher 综合征、Refsum 病、Bassen-Kornzweig 综合征、Bardet-Biedl 综合征以及 Batten 病。

(1)Usher 综合征:有 3 种类型,都是常染色体隐性遗传。第Ⅰ型有先天性复杂的双边感觉神经性耳聋,言谈不能被理解,所有患者均可在冷热试验中检测到前庭神经功能障碍,伴随轻微的、非进展性运动失调,RP 的典型症状常常在童年晚期或青春早期发现。Ⅱ型有轻微到复杂的先天性感觉神经性听力损伤，言谈可以被理解，前庭反应正常，在青春末期至成年初期发现 RP。Ⅲ型患者有双侧进展性感觉神经性听力损伤和 RP。

（2）回旋状脉络膜视网膜萎缩：是一种常染色体隐性遗传综合征，患者由于缺乏鸟氨酸氨基转移酶而导致血浆和组织中鸟氨酸水平超过正常 10～20 倍。在疾病早期，脉络膜出现局限的，边界清楚的不连续的萎缩斑，位于赤道部。随着病情发展，这些萎缩斑融合，形成边界清晰的、圆齿形的花环状脉络膜视网膜萎缩。

（3）无脉络膜症：是一种 X 连锁性染色体遗传综合征，女性携带，男性发病，10 岁左右开始夜盲。早期 RPE 和脉络膜毛细血管萎缩，病灶从中周部向前后发展；晚期，脉络膜完全萎缩成黄白色，暴露脉络膜中或大血管。

（4）锥-杆细胞营养不良：亦称反向或中央 RP，特征为双侧对称性视锥细胞功能损失，同时视杆细胞功能减退，像 RP 一样，"视锥-视杆细胞营养失调"指一组综合征。在该病症中，周边视力缺失与暗适应障碍之前，先出现中央视敏度丧失，昼盲和中央视觉缺失。往往早年发病，眼底改变与 RP 相似。该病常是系统性的，包括 Alstrom 综合征（又称肥胖-视网膜变性-糖尿病综合征，为一种罕见的常染色体隐性遗传疾病）、Bardet-Beidl 综合征（巴德-毕氏综合征）和烟胺比林蜡样脂褐质沉积症。

（5）先天性静止性夜盲：主要症状为夜盲，为先天性，终生静止不变。光线明亮处视力、视野、色觉均正常，眼前节、眼底均无异常，视网膜与视盘外观无异常表现。

（6）Leber 先天性黑蒙（LCA）：一种严重的视网膜营养失调，典型的表现在一岁时即出现。视觉功能常常很差，伴发眼球震颤症，瞳孔反应缓慢，畏光，远视，及经常以拳按压自己眼球的特殊动作。眼底表现变化很大，最初视网膜可能表现正常，到童年末期才出现 RP 的表现。ERG 显示其波峰显著降低或无波形。目前已知 15 个基因与 LCA 有关，约 1/2 的 LCA 是由这些基因遗传所致，此外其他两个 LCA 的位点已有报道。LCA 多以常染色体隐性的方式遗传，极少数情况下，由于 CRX 基因突变所致，表现为常染色体显性遗传。

（7）继发性 RP：①长期视网膜脱离后可出现视网膜色素沉着增多，鉴别要点是有视网膜脱离病史，一般仅是单眼，视网膜血管无明显变细，往往有视网膜下增生条索，在没有脱离的地方，视网膜表现正常；②挫伤后视网膜色素增生，常是局限或达多个象限，有过眼部挫伤病史可鉴别。

(四)治疗

至今尚无有效疗法。目前的治疗方法主要是对症治疗及延缓病程进展,而不能达到根本阻断病程进展的作用。

1.维生素治疗

研究较多的有叶黄素、维生素 A 棕榈酸酯、钙通道阻滞剂和抗坏血酸等,尽管研究证明补充这些药物对视网膜有益,但临床上还没报告视网膜明显改善。

目前,最被广泛认可的补充剂是维生素 A 棕榈酸酯,尽管该药对待 RP 没有明确的疗效,但是它可以有效地降低视网膜变性的速率,确切的作用机制尚不清楚。

2.二十二碳六烯酸治疗

二十二碳六烯酸(DHA)是一个长链 ω-3 脂肪酸,常见于鱼类。研究表明,RP 患者红细胞 DHA 的浓度值中等程度下降,该物质在血清中的水平似乎与视网膜水平相关。最近开始的维生素 A 棕榈酸细胞酯联合 DHA(1 200 mg/d)治疗方法,结果显示,接受该治疗后,患者视网膜变性的速率进一步降低。在功能检测方面,发现患者的视野灵敏度和 ERG 的振幅均显示明显变化。然而其确切疗效尚待进一步研究。

3.低视力康复

RP 患者的低视力康复已经从一个光学/医学模式发展为功能残疾模式。详细询问病史可以帮助了解患者在日常生活中遇到的视功能障碍,可向患者提供或推荐适当的低视力服务,职业指导,活动性训练,帮助 RP 患者过上更自主的生活。

4.心理辅导

进展期视网膜变性的患者,缺乏有效的治疗方法,常常给患者和家属带来严重的心理压力及精神负担,需要进行心理辅导。可给予咨询和建议患者加入 RP 患者之友的团体,他们可以与有着相似问题困扰的患者交谈。通过这种教育方式,帮助患者理解并接受了他们所患疾病,并积极地配合治疗。

5.相关眼部并发症的治疗

RP 最常见的并发症是并发性白内障和黄斑囊样水肿,可做手术摘除白内障加人工晶状体植入,白内障手术治疗显示并不加重该病或者它的预后。

6.基因治疗

随着分子遗传学的发展,已发现一些特异的基因与 RP 有关。基因治疗可以针对病变基本原因用药,或找出替代病变基因的方法或增补患者体内缺陷的基因,在理论上为患者提供了广阔的治疗前景。但基因治疗方法还处于起步阶段,离应用到临床还有一段很长的路要走。

7.手术治疗

(1)视觉芯片植入术:一种新的视觉假眼已经在临床上进行试用,该假眼由两部分组成,眼内部分是一个直径 200 μm 嵌有 60 个微型刺激电极列阵的芯片和用于向眼内植入部分传递能量和数据的感应线圈环,眼外部分是微型摄像系统。视觉摄取通过安放在患者佩戴眼镜上的微型摄像头连接到患者腰带上的录像处理器,从摄像头获取的图像数据通过无线方式传递到眼内芯片,刺激视网膜表面的列阵电极芯片产生视觉。视觉芯片植入手术是目前唯一治疗 RP 的有效手术方法。手术适应于患有严重的外层视网膜变性、残留光感和以前有过有用视力病史的成年人患者。主要禁忌证是视神经疾病或患有其他眼部疾病。手术方法是将电子刺激器和天线用一个环形硅胶带缝在巩膜表面,通过睫状体平坦部途径将电子列阵芯片和电线引入眼内,电子刺激列阵安放在黄斑区视网膜表面。每个电极通过电刺激绕过缺乏光感受器细胞的视网膜和刺激残留活着的视网膜细胞,可按独立的程序工作。不需要使用硅油,也不用大脉络膜切口和低血压麻醉。该产品已在 30 例 RP 患者临床上试用,所有患者的视力均有不同程度提高。主要并发症是眼内炎和结膜糜烂或撕裂。

(2)血管搭桥术:通过眼外肌巩膜深层植入,眼外肌血管或新生血管长入巩膜组织,与脉络膜组织建立侧支循环,从而以改善脉络及视网膜血供,延缓色素上皮功能的丧失和感光细胞的凋亡。适应证各类原发性 RP。手术方法(睫状前动脉脉络膜血管吻合术)是将内外直肌各分离游离出 1/3~1/2 肌束(最好包含血管),预置双套环缝线,距离内外直肌附着点 8~10 mm 处直肌旁做巩膜板层(接近脉络膜层)分离呈口袋状(巩膜袋),将游离肌束头端转位置于巩膜袋内,并缝合固定,缝合结膜。

二、结晶样视网膜变性

结晶样视网膜变性一般泛指有相应异常致病基因,以视网膜出现弥漫性黄白色细小结晶样反光物质为特征,并伴有视网膜或身体其他系统异常的一类视网膜遗传变性类疾病。双眼对称发病,临床上以 Bietti 结晶样视网膜变性为主,另外还有 Fanconi 综合征、Sjögren-Larsson 综合征及 Kjellin 综合征。在疾病的诊断上还需与其他一些可引起视网膜结晶样物质的病变相鉴别。

(一)病因与发病机制

(1)Bietti 结晶样视网膜变性由 Bietti 于 1937 年首先报道,具有常染色体显性或隐性遗传特征。视网膜内出现黄白色点状、具有金属样反光样物,并伴有毯层视网膜(RPE和光感受器细胞层)变性、脉络膜硬化,部分患者也可合并角膜结晶样营养不良。病理学上见结晶样物质分布在视网膜各层及毯层视网膜变性的RPE和脉络膜变性改变。结晶样物质为胆固醇酯及脂质包涵体的复合物。此结晶样物质也可见于外周血的淋巴细胞中,故而认为该病的发生与系统脂质代谢异常有关。该病的致病与4q35染色体CYP4V2基因变异有关。

(2)Fanconi综合征(又称胱氨酸病)是一种具有不同表型的常染色体隐性遗传性疾病,与胱氨酸代谢异常有关,导致胱氨酸在身体各部位细胞内溶酶体聚集,进而损害多器官功能。结晶样物质为胱氨酸钙盐结晶。致病基因(CTNS)位于17号染色体短臂,与溶酶体内胱氨酸载体蛋白的编码有关。婴儿型或肾病型是最严重的一型,出生后1岁即由于肾小管、肾小球病变导致肾功能损害,多在10岁前发生尿毒症。中间型胱氨酸病发病年龄较晚,一般在15~25岁之间。

(3)草酸盐血症是一种常染色体隐性遗传的乙醛酸盐代谢障碍性疾病,身体出现草酸钙盐或羟乙酸钙盐结晶。前者(Ⅰ型)是由于缺乏乙醛酸氨基转换酶(一种丙氨酸过氧化物酶)导致体内草酸盐和羟乙酸盐过多引起,出现高草酸尿;Ⅱ型是由于缺乏乙醛酸聚醛酶(甘油脱氢酶)导致羟基乙酸尿症。异常基因(AGXT)位于染色体2q36q37。

(4)Sjögren-Larsson综合征属常染色体隐性遗传。疾病的发生与身体脂肪醇醛脱氢酶缺少有关,该酶在体内负责催化长链和中链脂肪醛氧化成相应脂肪酸。相关基因位于17p11.2。

(5)Kjellin综合征属常染色体隐性遗传性疾病,为多部位神经系统病变。

(二)临床表现

1.Bietti结晶样视网膜变性

(1)症状:与RP相比,Bietti结晶样视网膜变性症状出现较晚,一般在20~30岁出现症状,也呈随年龄增加症状逐渐加重趋势。以视力中、重度下降和夜盲为最常见症状,夜盲见于晚期中周部视网膜受到严重损害的患者。

(2)体征:在症状出现之前即有结晶样物质出现于眼底,广泛分布于视网膜,以后极部最密集,伴有RPE色素紊乱改变。后极部是疾病损害最主要部位,除结晶样物密集外,视网膜萎缩、RPE改变及脉络膜萎缩也是以后极部严重。随发病时间延长,病变向外扩展。视网膜血管变细没有RP明显。少数患者可有视网膜下脉络膜新生血管形成,引起的渗出、出血、增生等改变。

(3)辅助检查:视功能状况与病变程度及范围大小不同而有很大差异,ERG

各反应波振幅降低程度不一,早期以视锥细胞反应降低为主,晚期视杆细胞反应也降低,最严重者各种反应均记录不到。由于后极部是最先发病部位,多焦视网膜电图(mfERG)幅度严重降低。如有局限性萎缩,mfERG 结果可显示局限低反应区域。FFA 检查对诊断有帮助,FFA 呈现弥漫性 RPE 萎缩、脱色素改变,并有脉络膜小血管萎缩及大血管暴露。ICGA 检查可以更清楚显示脉络膜小血管萎缩。OCT 研究表明多数结晶样颗粒位于 RPE 上,外核层有高反射结构。

2.Fanconi 综合征

Fanconi 综合征结晶样物质见身体多个器官,眼底的结晶物质位于 RPE 和脉络膜层,结膜及角膜也可见结晶样物质沉着。患者有畏光及视力不良。身体其他异常还包括身体发育延缓、身材矮小、低磷酸盐血症性佝偻病、糖尿病、吞咽困难、甲状腺功能减退和远端肌病等。这些症状最早在出生后 6 个月就发生。肾功损害后有多尿、多饮及酸中毒症状。ERG 改变随视网膜病变的程度而定。

3.草酸盐血症

草酸盐血症发病年龄在儿童或青年,草酸钙盐可在许多器官沉积,以肾脏沉积最多,导致进行性肾功衰竭,进而威胁生命。在婴儿期即有发病的患者多数有视网膜结晶样改变,预示病程险恶。结晶样物质可沿眼底动脉血管分布,周围可伴有 RPE 萎缩,眼底改变还有视盘苍白和黄斑区异常等。

Sjögren-Larsson 综合征是一种全身性疾病,眼部除视网膜出现结晶样变性、黄斑变性外,其他眼部异常还有小眼球或先天性白内障。黄白色结晶样物质位于黄斑中心凹外,OCT 证实位于神经纤维层和内丛状层,中心凹的视网膜还有小的囊样变性。随年龄的增加,结晶样物质会增多。患者畏光症状较严重,但视力损害一般不严重,色觉正常,ERG 无异常。1/10 的患者可有脉络膜瘢痕。全身可有痉挛性麻痹、皮肤鱼鳞病、智力障碍、身材矮小及短指(趾)畸形等。鱼鳞病常是该病的首先发现的主要症状。另外,该病婴儿患者可见皮肤瘀斑及行走抓握困难。

4.Kjellin 综合征

Kjellin 综合征系全身多系统异常性疾病,包括痴呆、痉挛性截瘫、眼底黄斑区变性为该病的三联征。有近亲婚配史。黄斑病变从青春期开始出现,并逐渐加重。视力损害为中度,眼底改变类似 Stargardt 病的黄色斑点眼底改变,中心凹外黄白色斑点伴 RPE 色素异常。肌电图、视觉诱发电位(VEP)可以有异常,而 ERG、眼电图(EOG)正常。但 mfERG 提示黄斑功能异常。

(三)诊断和鉴别诊断

1.诊断

(1)Bietti 结晶样视网膜变性诊断需要依据遗传史、症状、典型眼底改变及 ERG、FFA 等。

(2)Fanconi 综合征临床诊断需测定外周血白细胞中升高的胱氨酸含量。

(3)草酸盐血症根据测定尿液中升高的高草酸盐或羟乙酸盐含量及肾功损害可以诊断。

(4)Sjögren-Larsson 综合征依靠眼底改变特征,结晶样改变围绕中心凹周围,并结合全身体征诊断。确诊需要在培养的皮肤成纤维细胞中检测到脂肪醇微粒体酶(辅酶Ⅰ氧化还原酶、脂肪醛脱氢酶)缺乏活性。

(5)Kjellin 综合征的诊断需依靠临床三联征结合家族隐性遗传史。

对于临床诊断有困难者,分子生物学检测相应致病基因,可明确诊断。

2.鉴别诊断

(1)药物致视网膜结晶:许多结晶性药物长期或大剂量使用可以在视网膜形成结晶样沉积。

(2)并发其他眼底病变。①钙化玻璃膜疣:位于 RPE 及其下玻璃膜(Bruch 膜)之间未降解的蛋白和脂质物,是年龄相关性黄斑变性(AMD)患者基本眼底病变之一。玻璃膜疣有许多类型,含有钙质或胆固醇时可有结晶样改变。②黄斑毛细血管扩张症:发病机制不明,与动脉硬化、高血压、糖尿病及脉络膜新生血管等因素有关。由于血管扩张渗出,黄斑水肿,病变区域内有散在渗出物。③其他可见于慢性视网膜脱离,或眼内玻璃体手术器械表面粉末脱落等。

(四)治疗

Bietti 结晶样视网膜变性无有效治疗方法,可参考其他视网膜变性类疾病的治疗。Fanconi 综合征一旦确诊需尽快使用促胱氨酸排空药物——巯乙胺,并需终身使用,以保护肾脏和其他器官功能。肾功衰竭患者需肾移植。0.5%巯乙胺滴眼剂可以在数月内溶解角膜胱氨酸结晶,改善角膜上皮糜烂,缓解畏光症状。草酸盐血症可用维生素 B_6、枸橼酸盐可降低体内草酸钙。Sjögren-Larsson 综合征可以通过限制脂肪摄入、补充中链甘油三酯改善病症。Kjellin 综合征无特殊治疗方法。

1.他莫昔芬治疗

抗雌激素药物,调节雌激素受体,主要用于乳腺癌治疗。长期使用可导致眼底损害,出现视力下降或伴有色觉异常。患者通常长期服药史(1年以上),累积用药可达100g以上。结晶物呈金色,OCT证实沉积于视网膜神经纤维层和内丛状层,以中心凹外分布较多,严重者可有黄斑水肿。ERG检查提示有视网膜功能降低,明视、暗视下a、b波振幅降低。停药后轻中度患者的眼症状可以改善,但眼底结晶样改变不会减轻。结合用药史不难诊断。

2.斑蝥黄治疗

斑蝥黄是维生素A或胡萝卜素衍生物,以往用于食品中红色添加剂,口服用于治疗光敏感或使皮肤增黑。由于引起视网膜病变,以上用途均已停止。长期服用引起视网膜病变,亮黄色结晶样物质见于黄斑和视盘周围,位于神经纤维层。没有症状,视力、色觉、FFA、ERG一般没有改变。停药后结晶样物质未见消退。

3.甲氧氟烷治疗

甲氧氟烷是一种吸入性麻醉剂,临床现已少使用。甲氧氟烷进入人体后分解为草酸和氟化物离子。过量吸入后草酸钙的沉积可以导致肾衰竭。眼底改变特征及治疗与草酸盐血症一致。

4.滑石粉治疗

见于长期静脉注射吸毒者,将美沙酮或哌替啶片压碎后注射导致。医学上常用滑石粉做口腔填充剂,另外用于肺、肝等脏器窦、瘘治疗中使用的一些填充剂也含有滑石粉。肺滑石病患者中41%可以发现眼底异常。由于沿血管分布于小血管末端,故在眼底多沉积于黄斑血管拱环末端,严重者累及中周部视网膜形成缺血性视网膜病变,有大范围毛细血管无灌注区形成。其他眼底改变尚有动静脉吻合、视网膜新生血管形成、玻璃体积血等改变,甚至牵拉性或裂孔源性视网膜脱离。

5.玻璃体内注射曲安奈德治疗

用于治疗黄斑水肿。药物中未能溶解的成分呈黄白色反光结晶物质沉积于视网膜表面,仅出现在治疗眼。

6.其他药物治疗

长期服用呋喃旦啶有导致视网膜结晶沉积的可能。

三、白点状视网膜变性

白点状视网膜变性是视网膜变性的一个类型,因此具有变性类疾病的共同特征,视力进行性下降,视野缩窄。病名是一种眼底描述性的诊断,其特征表现为眼底均匀分布的白色小点。

(一)病因与发病机制

本病属于 RP 的一种类型,是一种常染色体隐性遗传性疾病。可能的基因改变是 6p11.2 位置的 RDS 基因突变或者 RLBP1 基因的 R150Q 突变。

(二)临床表现

1.症状

自幼发病,表现夜盲,视力正常或轻度下降。患儿常常看不清周围物体。

2.体征

眼前节一般正常。双眼底表现为大量均匀分布,或部分融合的白色或黄色小点,分布于黄斑区以外的整个眼底。早期视盘、视网膜血管和黄斑区正常,随着病情发展,出现典型的 RP 改变。

3.辅助检查

(1)色觉检查:可表现红绿色盲。有严重的 ERG 下降改变,以视杆细胞损伤为主。视野向心性缩窄,并且随着病程不断加重。

(2)OCT 检查:在早期,黄斑区中心凹光感受器外节结构不清楚,向周边光感受器外节消失,RPE 层形态正常,可见到与白点相一致的 RPE 表面点状高反射;黄斑区脉络膜变薄,黄斑外脉络膜厚度似正常。

(三)诊断和鉴别诊断

1.诊断

主要依据是双眼对称的典型白点状改变,且视野进行向心性缩窄和不断加重的夜盲。

2.鉴别诊断

(1)家族性玻璃疣:是一种常染色体显性遗传,基因位于 2P16,表现为比较均匀的小黄色视网膜下病灶。玻璃膜疣分布以后极部,尤其是黄斑颞侧多见。没有夜盲,部分患者可能提示早期的 AMD 改变。

(2)黄色斑点眼底:这是一种与 Stargardt 病相同的视网膜异常疾病,FFA 可以发现典型的黄斑部牛眼样改变和脉络膜湮灭征,视力缓慢进行性下降,无夜盲症。

(3)白点状眼底:白点状视网膜变性在眼底表现上与白点状眼底非常相似,但与后者有根本的区别,后者属于先天性静止性夜盲,病情稳定一般不发展,而且色觉和视野也基本保持正常。而前者恰好相反,其临床表现与 RP 一致,ERG

严重异常,暗视 ERG 和视野均变差,视功能进行下降。

(四)治疗

目前尚没有确切的治疗手段。

四、玻璃膜疣

玻璃膜疣是眼底的一种黄色或白色点状物,位于 RPE 下,可分布全部眼底,但最常见的部位还是黄斑区、视盘周围或周边部。有时表现一种结节发生在视盘内叫视盘玻璃疣。多发生在60岁以上人群,常与 AMD 相关。

(一)病因与发病机制

发病机制至今还不明确,在多种疾病发现存在玻璃膜疣,因此,可能致病原因有变性、遗传和继发全身其他疾病,饮食和抽烟也可能是病因之一。由于年老,在脉络膜内层异常生长出透明蛋白赘生物。无论是玻璃膜疣还是视网膜下疣样沉着物,它们的组成成分相似,都是由细胞外异常的物质组成,包括碳水化合物、淀粉样蛋白 P、补体系统、因子 C、载脂蛋白 B 和 E、脂质和玻璃体结合蛋白等。主要来自 RPE 和神经视网膜,位于 RPE 和玻璃膜之间。玻璃膜疣将脉络膜毛细血管同 RPE 分开,损伤视网膜外 4 层的血液供给和代谢。最先影响到 RPE 功能,逐渐形成玻璃膜疣处的 RPE 萎缩斑。在眼底其他部位发生玻璃膜疣引起 RPE 萎缩斑可没有任何临床症状。在黄斑区出现玻璃膜疣和簇状萎缩斑,是 AMD 的早期表现,此时对视力影响不大。由于黄斑是视网膜代谢最旺盛和视力最敏感的部位,长期的黄斑区视网膜外层缺血,最终导致黄斑区地图状萎缩或代偿性脉络膜新生血管长入,发生晚期 AMD,患者视力严重下降。

(二)临床表现

玻璃膜疣可在年轻人群中见到,但更常见于老年人,常伴有眼部或全身其他疾病。

1.症状

玻璃膜疣很少引起症状,如果发生视力下降,常常是由于伴发了黄斑出血。如果玻璃膜疣非常大,增宽了 RPE 和玻璃膜之间的距离,可引起上面 RPE 和光感受器变性,视力下降。

2.体征

多双眼对称发生,位于视网膜深层,在视网膜血管处可遮挡住疣的一部分。疣的大小不一,可表现单个和多个,相互接触和/或融合。可分布在眼底任何部位,最常见是黄斑区和视盘周围,如果是大范围被一些不定型的条带状分隔成网状,又特别命名网状玻璃膜疣。疣的颜色可呈白色、淡黄色或金黄色;退化时,疣失去色彩,相应区域可有疣钙化后的闪光和 RPE 萎缩或脱色素。

(1)主要类型:①硬性玻璃膜疣或结节性玻璃膜疣是一种分散的小圆形黄色斑点,是最常见的类型和通常是良性发展;②软性玻璃膜疣常较大,边界不清,随着时间推移它们可以扩大、融合和数量增加,代表了 AMD 的一个早期表现;③角质性玻璃膜疣或基底层玻璃膜疣是 RPE 基膜的小结节样增厚,量多而密集,呈满天星斗状,在较年轻的患者比硬性或软性玻璃膜疣更常见;④钙化玻璃膜疣。随着时间发展,上述三种玻璃膜疣可以钙化,成闪光表现。

(2)大小:临床上可以将玻璃膜疣与视盘旁的大静脉血管宽度(约 125 μm)进行比较,进行玻璃膜疣大小分类。①小玻璃膜疣:是直径<63 μm,小于 1/2 视盘边缘静脉直径,多是硬性玻璃膜疣;②中等玻璃疣,大小在 63~124 μm 之间,主要是软性玻璃膜疣;③大玻璃疣直径≥125 μm,是典型的软性玻璃膜疣。

3.临床严重程度分级

(1)一级:眼底没有玻璃膜疣或仅几个(5~15 个)小疣,无任何 AMD 改变。

(2)二级:考虑是 AMD 的早期表现,几个(>15 个)小疣或几个(<15 个)中等疣(软性)、或色素异常(色素增加或脱色素,但没有地图状萎缩),没有其他 AMD 的表现。

(3)三级:中期 AMD,至少出现一个大的玻璃膜疣或中等玻璃膜疣≥20 个或边界清楚的硬性疣≥65 个,有地图状萎缩但没有达到黄斑中心凹。

(4)四级:AMD 晚期,地图状萎缩达黄斑中心凹或出现新生血管性 AMD。

4.种类

(1)老年性玻璃膜疣:即年龄相关性黄斑变性。

(2)家族性显性玻璃膜疣:是脉络膜变性的常染色体显性遗传病,大多数病例是 EFEMP1 基因突变引起。最初 30 岁左右,双眼对称在黄斑和常常视盘周围区域出现黄色或黄白色的圆形斑点,以后数量增加和部分融合,可是硬性或软性玻璃膜疣。在 40 岁以前,多不会有视力改变,在 50~60 岁时,可发展到视网膜下新生血管膜,视力严重下降。

(3)继发性玻璃膜疣:是由视网膜或脉络膜血管性、炎性或肿瘤疾病引起。全身性疾病,如慢性白血病,硬皮病,脂肪蛋白质沉积症等也可出现,他们常出现于眼底病变部位或其表面,疣的体积较大,形态多不规则。

(4)视盘玻璃膜疣:是视盘表面、视盘内或偶尔在视盘周围的黄白色球形赘生物。由钙化的透明蛋白样物质组成,可能由来自变性轴突排出的粘蛋白和钙的沉积。在儿童期,通常埋在视盘实质内,临床检查不能见到,但引起视盘表面隆起,像视盘水肿。随着年龄增长,逐渐移向表面,常有视野缺损(总的缩小和生理盲点扩大),除非有某种血管并发症,视力一般正常。常影响双眼,男女发病相同,暴露的玻璃膜疣能自发荧光,FFA 容易诊断。

(三)辅助检查

多模式成像是把多种眼底图像检查方法进行组合,更清晰地显示眼底疾病的一种新技术,特别是在眼底疾病的鉴别诊断中发挥着重要作用。它们包括了以下各种检查。

1.FFA

某些玻璃膜疣同荧光素染料结合,在造影晚期呈强荧光,大约 50% 玻璃膜疣染色阳性。软性玻璃膜疣和角质性玻璃膜疣一开始就呈点状强荧光,视网膜下疣样沉着物不显示荧光像或极低的荧光。

2.ICGA

在注入造影剂后 2~3 分钟,硬性疣就显出强荧光,一直持续到晚期。在整个造影过程中,软疣都显示弱荧光(比背景还黑)伴一圈细的强荧光环,或保持荧光像不变(与背景荧光像相同)。青年型玻璃膜疣(31~52 岁)和老年型玻璃膜疣(>60 岁)的发病机制不同,在 ICGA 有着不同的显示,前者显示为强荧光,后者大多数显示为弱荧光。强荧光为透见荧光,不是染色剂沉着;发生弱荧光的原因是融合的玻璃膜疣和/或 RPE-Bruch 膜复合物的增厚,而不是脉络膜灌注不良。

3.近红外光检查

近红外光检查是利用扫描激光检眼镜(SLO)近红外光反射成像。软性玻璃膜疣的灰度比周围组织更暗,角质性玻璃膜疣显示不太清楚,视网膜下疣样沉着物是黑色点状。

4.眼底自发荧光

大的玻璃膜疣是否自发荧光依赖 RPE 下面疣的改变,软性玻璃膜疣表现疣的中央自发荧光减少,外面围绕一圈稍微增加的自发荧光;角质性玻璃膜疣呈多个点状弱荧光点;视网膜下疣样沉着物是弱荧光点。在出现 RPE 萎缩的区域,与临床上检查相比,自发荧光更明显。

5.OCT

高分辨率的 OCT 对玻璃膜疣具有诊断和鉴别诊断意义。玻璃膜疣位于

RPE下和玻璃膜之间,呈突起均匀内部反射。软性玻璃膜疣常呈土堆样隆起,单个角质性玻璃膜疣表现为钝头的三角形或扁长形,多个玻璃膜疣排列呈锯齿状,也有表现低平的扁平状疣。钙化的玻璃膜疣表现不同,沉淀的基质呈明显的低反射和不均匀反射,伴有或不伴有一个核心,在病灶下有一个可能是RPE产生高反射。玻璃膜疣的突起可引起视网膜光感受器外层局部变薄或丧失,可用于预测对视功能的损害程度。

(四)诊断和鉴别诊断

1.诊断

见到视网膜深层黄色或黄白色点状物,OCT证实位于RPE和玻璃膜之间均质隆起物,可确诊玻璃膜疣。需按疣的大小和形态及辅助检查的结果,进行疣的分类。

2.鉴别诊断

许多眼底疾病可引起视网膜硬性渗出和软性渗出物,如视网膜血管性疾病,可从原发性疾病的表现同玻璃膜疣相鉴别。还有斑点状视网膜疾病,如眼底黄色斑点、眼底白色斑点、白点状视网膜变性和结晶样视网膜变性,这些疾病均有典型的临床表现,通过仔细地询问病史和辅助检查,很容易和玻璃膜疣相区别。然而,一些变性疾病本身就可能伴发玻璃膜疣,应仔细和其他类型的玻璃膜疣相区别。

玻璃膜疣主要和视网膜下疣样沉着物相鉴别,视网膜下疣样沉着物也是AMD的早期表现,大小类似软性玻璃膜疣,白色或微显蓝色,接近黄斑呈点状。在FFA检查从不显影到极低的荧光,近红外光检查比周围组织更暗,在自发荧光检查也成黑点。OCT显示视网膜下疣样沉着物位于视网膜下和RPE上,常常相互融合,故大小在$25\sim1\,000\,\mu m$之间,呈锥形。大的视网膜下疣样沉着物可引起光感受器层变形,甚至能突破外界膜。

(五)治疗

位于黄斑以外的玻璃膜疣无须特殊治疗。因位于黄斑区的玻璃膜疣和视网膜下疣样沉着物是AMD的早期表现,应进行预防性治疗。

1.戒烟

抽烟是AMD高度危险因素,因此应劝告患者戒烟。

2.激光

因为用激光光凝中心凹外的玻璃膜疣后,治疗处脉络膜新生血管的发生率增加,现已不提倡用激光方法治疗玻璃膜疣。

3.抗氧化剂

市场上常常有保护视觉的抗氧化剂补品。一篇循证医学研究论文显示,每天补充抗氧化剂没有预防玻璃膜疣发展的迹象。只是在某些人群,如:遗传敏感或饮食很少的患者,这些补品才可能起作用。单独服用锌制剂或联合服用抗氧化剂(β胡萝卜素、维生素 C 和维生素 E)有预防玻璃膜疣发展到晚期 AMD 的效果(仅对至少单个玻璃膜疣＞125 μm 或大小在 63～125 μm 之间的广泛玻璃膜疣有效),但对不严重的玻璃膜疣无效。应当注意 β 胡萝卜素有可能增加抽烟患者发生肺癌的危险性。

4.他汀类药物

具有降低脂质和抗炎的功效,可减轻玻璃膜疣和 AMD 的临床表现。但最近的一个大样本的回顾性研究发现他汀类药物没有预防 AMD 的作用。

五、先天性静止型夜盲

先天性静止型夜盲(congenital stationary night blindness,CSNB)是一种少见的遗传性视网膜病变。1838 年由 Cunier 首次报告常染色体显性遗传的法国 CSNB Nougaret 大家系,共 10 代 135 人。之后陆续也有隐性遗传的病例报道。主要以视杆细胞功能异常为特征。根据临床表现可分为两大类,即眼底正常的 CSNB 和眼底异常的 CSNB,其中眼底异常的 CSNB 包括小口病、眼底白色斑点。

(一)眼底正常的 CSNB

1.分类及发病机制

(1)分类:本病分类方法较多,按照遗传方式可分为常染色体显性遗传、常染色体隐性遗传、X 连锁隐性遗传三种。按照 ERG 特征则分为 Riggs 型 CSNB 和 Schubert-Bornschein 型 CSNB。根据视杆细胞是否存在功能又可将 Schubert-Bornschein 型 CSNB 分为完全型 CSNB 和不完全型 CSNB,是目前较常用的分型方法。

(2)发病机制:1993 年,Dryja 等首次在一常染色体显性遗传的 CSNB 患者上发现编码视紫红质的基因(RHO)突变。随着基因检测技术的成熟,越来越多的突变基因位点已被发现。到目前为止,已经在 Riggs 型 CSNB 患者中检出编码视紫红质的 RHO 基因、视杆 T 蛋白 α 亚单位的 GNAT1 基因、视杆 cGMP 磷酸二酯酶 β 亚单位的 PDE6B 基因突变。这 3 种蛋白均分布在光感受器细胞内,在视觉继发级联放大机制中起重要作用。完全型 CSNB 的致病基因主要是

NYX,编码了 Nyctalopin 蛋白,在人视网膜光感受器、外核层、内核层、神经节细胞层均存在。NYX 突变主要阻止视杆细胞和 AⅡ双极细胞间的信号传递,导致视杆 ON 双极细胞反应(b 波)严重降低。不完全型 X 连锁 CSNB 则主要与编码视网膜特异性L型钙通道的 α_1 亚基的 CACNA1F 基因突变相关。该基因的异常会影响 Ca^{2+} 的内流和光感受器细胞释放神经递质谷氨酸盐,导致光感受器传递到 ON 双极细胞的信号减弱,使 ON 双极细胞处于相对去极化或"光适应"状态,出现 b 波振幅下降和夜盲。

尽管已经在各型 CSNB 中找到不同的突变基因,但是导致静止型夜盲的关键原因始终不清。2009 年沈吟等提出视网膜上蛋白质离子通道 TRPM1 的缺陷可能是导致夜盲的原因。2012 年她在实验中发现视网膜视杆细胞在黑暗中通过释放谷氨酸激活下游双极细胞树突上的谷氨酸受体,导致 G 蛋白 $\beta\gamma$ 亚基关闭 TRPM1 通道,出现夜盲。在光照情况下 $\beta\gamma$ 抑制作用则被解除,TRPM1 通道开放,产生对光反应。此研究证明了 TRPM1 基因可能是 CSNB 的关键基因,为未来采用基因手段治疗先天性静止性夜盲提供了坚实的理论基础。

2.临床表现

(1)症状与体征:主要症状为夜盲,为先天性,终生静止不变。光线明亮处视力、视野、色觉均正常,眼前节、眼底均无异常,视网膜与视盘外观无异常表现,视网膜可有白点状改变。部分完全型 CSNB 和不完全型 X 连锁 CSNB 患者还可合并有近视、眼球震颤和斜视。

(2)辅助检查:主要为 ERG 检查,表现为暗适应曲线和全视野 ERG 的异常。①Riggs 型 CSNB:最大混合反应的 a 波和 b 波均下降,但 b 波幅值仍大于 a 波幅值。暗适应通常只表现为视锥支而无视杆支。无视杆细胞反应,视锥细胞反映幅值和时值相对正常。明视正常或接近正常。② Schubert-Bornschein 型 CSNB:特征性改变为最大混合反应有正常振幅的 a 波,但有一个幅值明显低下的 b 波,b 波波幅小于 a 波波幅(负性波)。

3.诊断和鉴别诊断

(1)诊断:①症状为暗光下视力不良行动困难,而在明处行动正常的夜盲症状患者。②光线明亮处视力、视野和色觉均正常,眼前节和眼底均无异常。③暗适应曲线异常,全视野 ERG 的暗视 a 波和 b 波下降甚至无波,或 a 波正常、b 波降低甚至出现负波反应。

(2)鉴别诊断:需与其他原因导致的夜盲性疾病相鉴别。①原发性 RP:本病有夜盲症状,但眼底往往有相应的色素改变,具体类型不同眼底表现也不尽相同;病情随年龄增长而进展,光照下视力也会逐渐下降。②维生素 A 缺乏症:维生素 A 缺乏可引起夜盲,同时伴有皮肤干燥和粗糙,四肢伸侧圆锥形毛囊角化性丘疹、角膜干燥和软化等表现。此病现已少见,可通过补充维生素 A 进行治疗。

4.治疗

尚无有效治疗方法。

(二)眼底异常的 CSNB

小口病和眼底白色斑点均属于常染色体隐性遗传病,眼底具有特征性的改变。这两种疾病在大于 4 小时的暗适应后可以获得正常的 ERG。

1.小口病

于 1906 年首先由小口忠太报道,合本重次郎于 1911 年命名。本病罕见,日本多见,我国报道极少。

(1)病因与发病机制:发病机制尚不清楚。目前认为这是一种常染色体隐性遗传疾病,病变基因位于 2 号染色体的抑制蛋白基因 309 密码子中 1147 核苷缺失。可能与 arrestin 基因和视紫红质激酶基因突变有关,大多数双亲有血缘关系。视细胞外端有一种退行性变产物,含有聚集成堆的色素颗粒,存在于 RPE 和视细胞之间,视黄醛和视蛋白生成过多导致眼底特殊形态。在暗适应后,该层色素颗粒退回到 RPE 内,视黄醛和视蛋白被视紫质代替,出现水尾现象。本病患者实际上是有一定的视杆细胞功能,但是这些细胞需要很长时间暗适应,比如数小时才能恢复其暗视功能,而微弱的光线又可以很快抑制其暗视功能,因此这类视杆细胞很难有实际的功用。

(2)临床表现。①症状:双眼发病,明视觉和色觉基本正常,夜间或光线较暗的环境中视功能下降。②体征:主要为眼底改变。视盘颜色正常,周围可见一圈暗影。血管一侧常有暗影,另一侧有白色反光。视网膜呈特殊的金黄色或灰暗色调,也有呈金属样色调。双眼暗适应 2 小时后眼底恢复正常橘红色,即水尾氏现象。③辅助检查:视野正常或有缩窄,色觉基本正常,暗适应和 ERG 可有异常,表现为正常的视锥支和延长的视杆支,但大于 4 小时的暗适应后可获得正常的 ERG。

(3)诊断:本病的临床特征为双眼发病,先天性静止性夜盲,眼底呈特殊的水尾现象。

(4)治疗:本病尚无有效治疗方法。

2.眼底白色斑点

眼底白色斑点或白点状眼底是双眼底出现弥漫性均匀的白色圆点,伴暗视力明显下降,而明视力和色觉基本正常。

(1)病因与发病机制:发病机制尚不清楚,可有家族史。眼底白色斑点是一种常染色体隐性遗传病,可能与11-顺视黄醛脱氢酶即 RDH5 基因突变有关。近来也有学者认为和 RLBP1 基因突变有关,最终导致视网膜变性。患者的感光视色素再生明显减慢,而出现相应的 ERG 改变和静止性夜盲的临床表现。

(2)临床表现。①症状:双眼发病,视力一般正常,有夜盲者表现为先天静止性。②体征:主要为眼底改变。眼底散在的白色小圆点状病变,大小较均一,主要位于后极部至赤道部,但黄斑中央始终不受侵及。白色小点之间无色素沉着,视盘及视网膜血管也无改变。

(3)辅助检查。①视野:正常。②色觉:基本正常。③FFA:全视网膜散在点状透见荧光,与斑点无明显对应关系,无荧光素渗漏。④眼底自发荧光:往往显示为点状的强荧光信号。⑤OCT:眼底白点对应处往往表现为从 RPE 水平延伸至椭圆体(IS/OS)带的大小、性质均一的病灶。⑥电生理检查:显示暗适应时间延长,ERG 波幅降低,EOG 无波峰,若患者接受 4 小时以上暗适应,则所有指标正常。

(4)诊断与鉴别诊断:根据眼底的特殊改变和 ERG 特征性改变可诊断,需与以下疾病进行鉴别诊断。①结晶样视网膜变性:又名 Bietti 结晶样视网膜变性,患者 20～40 岁发病,常双眼受累,进行性视力下降,可有夜盲。色觉早期正常,晚期可有色盲,视野缺损。眼底特征为视网膜各层散布的黄色和结晶样圆形或多角形闪光亮点,可累及黄斑区。随病情进展 RPE 和脉络膜毛细血管逐渐萎缩,晚期视神经萎缩,血管变细。ERG 可表现为轻度、中度、重度异常甚至无波形,患者长时间暗适应后以上指标不能恢复正常。②白点状视网膜变性:为慢性进行性眼病,患者幼年时有夜盲,中心视力减退,视野向心性缩小,有色觉障碍,眼底可见大小不一的白色类圆形小点。随年龄增长症状加重,眼底可出现 RPE 萎缩和色素沉着,晚期视盘色泽变淡,视网膜血管变细。ERG 或 EOG 检查波形减低或消失,患者长时间暗适应后以上指标不能恢复正常。白点状眼底是一种非进行性疾病,属于静止性夜盲。ERG 在明视条件下减弱,但经过 1～12 小时暗适应其暗视 ERG 变为正常。EOG 也有类似改变。因此在鉴别这两种疾病时候,一定要有足够的检查时间。同时白点状眼底的白色点状病灶分散更广,而且不表现出萎缩性改变。

(5)治疗:本病尚无有效治疗方法。

六、先天性黑蒙

先天性黑蒙是一种少见的婴幼儿先天性盲的严重遗传性视网膜疾病,1869 年由 Theodor Leber 首先报道,故又名 Leber 先天性黑蒙(Leber congenital amaurosis,LCA)。本病常染色体隐性遗传,偶有显性遗传,是导致儿童先天性双眼盲的主要遗传性眼病(占 10%~20%),患儿出生时或出生后不久出现失明或严重视力损伤,其父母或祖代多有近亲联姻史。

(一)病因与发病机制

本病为多基因致病,各种视网膜功能相关基因突变引起相关蛋白、细胞结构功能异常而导致视功能严重丧失。近年来研究已发现 15 种 LCA 的致病基因,功能涉及视网膜内维生素 A 的代谢循环(RPE65、LRAT、RDH12)、视网膜光信号向电信号传导过程(GUCY2D)、蛋白转运和正常分布(AIPL1、RPGRIP1、CEP29)、视网膜光感受器细胞的分化和发育(CRX)和光感受器结构形态发育(CRB1)等。其中 RPE65、GUCY2D 等研究最为深入和成熟。

1.RPE65

RPE65 是 RPE 基因,在 RPE 细胞上编码一种相对分子质量为 65 000 的重要蛋白质,参与视黄醛等物质循环、视色素视紫红质再生等关键过程,其突变导致的 LCA 占所有 LCA 的 6%。若缺乏该基因编码的蛋白质,则 11-顺式视黄醛缺失,以致视杆细胞对光照刺激不起反应。视网膜视杆细胞负责暗光下的视力,若视杆细胞变性,患者暗光环境下视力明显减退(夜盲)。视锥细胞功能不依赖 RPE65 编码的蛋白质,部分 LCA 患者在儿童时期会存有一些通过视锥细胞维持的视功能。因此 RPE65 所致的 LCA 视力损害相对于 GUCY2D 损害较轻,白天视力尚可,夜盲明显。

2.GUCY2D

GUCY2D 基因表达于视网膜视锥、视杆细胞核及内节中,编码膜鸟苷酸环化酶 1,可催化三磷酸鸟苷(GTP)转变为鸟嘌呤核糖苷-$3'$,$5'$-环磷酸酯(cGMP),促进 Ca^{2+} 内流以维持细胞内的 Ca^{2+} 浓度。此基因突变可导致 cGMP 持续处于低水平,细胞内 Ca^{2+} 浓度降低,使得光感受器细胞长期处于超极化状态,导致细胞变性和功能障碍。

(二)临床表现

临床表现分婴儿型和少年型。

1.婴儿型

(1)症状:患儿出生时或出生不久即已失明,不能注视,不能追光,有指眼征(重复性将手指或指关节深深按压眼球或眼窝,可能引起光感和闪光点)。

(2)体征。①眼球凹陷:指眼征可致患儿眶周脂肪萎缩,眼球内陷。②眼球震颤:患儿可有钟摆样震颤。③瞳孔对光反射迟钝:又称黑蒙性瞳孔。④眼底改变:眼底早期无明显异常。经过一段时间后,眼底周边出现小白点及色素颗粒,呈椒盐样外观,色素颗粒不断增生融合成骨细胞状。视网膜血管变细,视盘蜡黄色、RPE和脉络膜毛细血管层萎缩,暴露出脉络膜大血管,形成弥漫性脉络膜萎缩样眼底,甚至形成白化病样眼底。⑤其他:本病可伴有圆锥角膜(指眼征亦可致圆锥角膜)、发育迟缓及神经系统异常等。

(3)辅助检查:ERG表现为a、b波平坦甚至消失,具有诊断意义。

2.少年型

(1)症状:患者5～6岁时视力严重下降,30岁左右完全失明,常伴有夜盲或畏光等表现。

(2)体征。①眼球凹陷:成年患者指眼征可消失,但常遗留有眼球凹陷。②眼球震颤:是LCA患者普遍具有的体征,呈钟摆样、水平或徘徊样。③瞳孔对光反射迟钝:因视网膜功能严重异常,瞳孔对光反射往往迟钝甚至消失。④屈光改变:患者常伴有屈光不正,多为高度远视。⑤眼底改变:眼底表现多样,早期可完全正常。也可表现为视盘水肿,黄斑牛眼状病变,黄斑缺损,后极部灰白色斑点,无特征性眼底改变。多数病例周边部网膜有椒盐样改变;少数病例,即使已完全失明而眼底仍保持正常外观。

(3)辅助检查:ERG表现为a、b波平坦甚至消失,具有诊断意义。

(三)诊断和鉴别诊断

1.诊断

本病目前尚无统一的诊断标准,大多研究中采用的诊断标准为:6个月龄以下严重视力损伤或盲、眼球震颤及瞳孔反射迟钝、ERG消失或严重降低。也有人认为眼底、屈光度、畏光、夜盲和指眼征可以作为LCA的诊断要点。

2.鉴别诊断

本病较为少见,症状及体征特异性不强,易被漏诊和误诊。尤其是一些同样具有眼球震颤、夜盲等症状的疾病,常常需要根据ERG进行鉴别。

(1)先天性静止性夜盲:白天中心视力较好且视力多稳定,晚上视力障碍,多为高度近视,ERG检查视杆细胞反应消失,但视锥细胞反应波正常。

（2）完全性色盲：此病患者明显畏光，有眼睑痉挛，ERG 检查视锥细胞反应减弱或消失，视杆细胞反应波可正常。

（3）早发型 RP：在两岁时已经出现中期 RP 症状，ERG 为平坦型。此类 RP 有时很难与 LCA 鉴别。

（4）白化病：白化病可有畏光、眼球震颤等症状，眼底视网膜色素脱失可透见脉络膜大中血管，并伴有皮肤的色素异常。

（四）治疗

本病尚无有效方法。近年研究多集中于基因治疗，同时细胞移植及药物替代疗法也在进一步的研究中。

1.基因疗法

基因治疗是通过向患者光感受器细胞内导入无缺陷的基因序列，来增加其细胞内正常的、有功能的蛋白质数量的一种治疗方法。目前 LCA 的基因治疗大多处于动物模型为治疗对象的临床前期研究阶段，少数研究则进行到了 1 期临床试验阶段。2008 年，美国和英国的 3 个研究小组通过腺病毒载体将 RPE65 基因序列导入 LCA 患者的视网膜下腔，发现患者微视野及低照明下视力、视觉运动等视功能得到不同程度的改善。此次临床试验的成功，给日后 LCA 的基因治疗带来了极大希望。但基因导入需在受者光感受器细胞尚未完全变形坏死、细胞尚能分化之前进行，在疾病晚期进行基因治疗是否有效尚无定论。

2.光感受器细胞/RPE 细胞移植

若 LCA 患者视网膜内层功能正常，将基因型无缺陷的光感受器细胞或 RPE 细胞移植到患者视网膜，则有可能修复功能异常的基因缺陷细胞。尽管目前已有研究证实未成熟的视细胞植入 RP 动物的视网膜下腔能够存活，但很少观察到它们与内层视网膜建立联系，且移植细胞是否能长期存活而不被排斥也是问题之一。

3.药物疗法

药物可通过多种途径对 LCA 进行干预，如对 RPE65 基因突变所致的 LCA 实验动物补充缺乏的11-顺式视黄醛，可以观察到视杆细胞生理功能的改善，但长期疗效尚不清楚，且此类患者维生素 A 代谢障碍会导致具有细胞毒性作用的产物积聚，加重病情。此外，还有补充神经营养因子以保护光感受器细胞、钙通道阻滞剂保护视杆细胞等，但仍不成熟。

第二节 视网膜动脉阻塞

视网膜动脉阻塞可导致受累血管供应区视网膜视功能严重损害。虽然视网膜动脉阻塞发生率低,但视功能损害严重,同时提示患者可能患有危及生命的全身性疾病,需进一步治疗。视网膜中央动脉阻塞的平均发病年龄为 60 岁,但动脉阻塞可发生于任何年龄。男性稍多于女性,无种族差异。视网膜动脉阻塞的发病机制复杂,最常见的病因为栓子、血栓形成、血管炎和血管痉挛。

一、视网膜中央动脉阻塞

视网膜中央动脉阻塞(central retinal artery occlusions,CRAO)是眼科急诊疾病之一,临床表现为无痛性单眼视力严重下降。发病起始,90%的患眼视力低于 0.05。该病视力下降严重,预后差,临床上需尽早抢救治疗,并注意患者的全身状况。

(一)病因与发病机制

发病率约为万分之一,多见于中老年人,也可见于儿童。平均发病年龄为 60 岁,男性比女性多见。双眼发病率占 1%~2%。当双眼同时发病时,要考虑到其他疾病,如心血管疾病、巨细胞动脉炎和其他血管炎性疾病。

CRAO 的主要病因有栓子、腔内血栓、动脉粥样硬化斑下的出血、血管炎、血管痉挛、动脉瘤、循环障碍和高血压动脉病变。CRAO 的病因与相关全身病变密切相关。CRAO 患者中,2/3 有高血压病史,1/4 的患者有糖尿病病史。

1.血栓形成

高血压(动脉粥样硬化斑形成)、颈动脉粥样硬化、心血管疾病(风湿、二尖瓣脱垂等)、左心室肥大、心脏黏液病、心肌梗死后血栓形成、静脉内药物滥用、脂质栓子(胰腺炎)、医学检查与治疗(头颈部皮质类固醇注射、球后注射、血管照相术、淋巴造影术、子宫输卵管 X 线摄影术)、肿瘤等。眼动脉的分支通过泪腺动脉、额动脉、滑车上动脉和鼻背动脉广泛分布额面部,并与同侧和对侧额面部动脉有着丰富吻合支,在面部注射药物压力过高,导致逆行栓塞机制,可引起 CRAO 和脑部动脉血管栓塞表现。

心源性视网膜栓子的多中心研究(The Retinal Emboli of Cardiac Origin Study)发现,心脏疾病与急性视网膜动脉阻塞密切相关。CRAO 患者中,约

50％存在器质性心脏疾病,但这些患者中只有10％的病情严重到需要抗凝治疗或手术。

CRAO患者中,45％会存在同侧颈动脉粥样硬化斑或狭窄。很多多中心研究已表明,颈动脉内膜切除术对治疗明显的颈动脉狭窄具有较好的效果。

2.创伤(挤压、痉挛或直接的血管损害)

眶骨折修复手术、麻醉、穿通伤、鼻部手术、眼睑毛细血管瘤注射、药物或酒精性昏迷等。

3.凝血性疾病

镰状细胞贫血、高胱氨酸尿症、口服避孕药、血小板异常、妊娠、抗血栓形成素缺乏等。

4.眼部相关疾病

视盘玻璃疣、眼压升高、弓形体病、耳神经炎等。

5.胶质-血管性疾病

红斑狼疮、多发性动脉炎性结节、巨细胞动脉炎、韦格纳肉芽肿等。

6.血管炎

毛霉菌病、放射性视网膜病变、贝赫切特综合征(白塞病)。

7.其他相关疾病

心室造影术、偏头痛、低血压、舞蹈病等。

(二)临床表现

1.症状

发病前,部分患者会出现有短暂黑蒙(即无光感)发作的先兆症状或无任何先兆,突然发生无痛性视力急剧下降(几秒钟内),完全性表现无光感,不完全性阻塞可残留部分视力,而有先天性睫状视网膜动脉患者,中心视力可保持正常。

2.体征

急性CRAO患者的眼前段正常。如果同时伴有眼前段虹膜新生血管,则要考虑是否同时存在颈动脉阻塞。颈动脉阻塞可导致虹膜新生血管,从而引起眼压升高。如果眼压超过视网膜中央动脉的灌注压,则很容易发生视网膜动脉阻塞。

CRAO发生后的几秒钟,就可出现患眼瞳孔中度散大和相对性瞳孔传入阻滞的体征(直接光反射迟钝或消失,间接光反射灵敏)。在阻塞的早期阶段(2小时内),眼底看起来是正常的,但相对性瞳孔传入阻滞检查表现为阳性,如果阻塞是一过性或阻塞已自发消除,也可表现阴性。

全视网膜灰白水肿,但以后极部明显,呈弥漫性乳白色,黄斑呈现樱桃红点,是诊断 CRAO 的重要临床体征。视网膜内层的缺血坏死使视网膜呈现乳白色水肿混浊,黄斑区的视网膜菲薄,很容易透见到视网膜的色素上皮层和脉络膜,因此显示樱桃红点(紫红色)。最初视盘可正常或边界不清,最终表现为视盘苍白。视网膜的混浊水肿需要 4～6 周才能消失,视网膜血管狭窄和视盘受损区的神经纤维层萎缩缺失。

视网膜动脉血管变细,血管颜色发暗。不完全阻塞的病例可见到节段性红细胞血柱缓慢移动。有睫状视网膜动脉的患者,由于该动脉起自睫状后短动脉,在发生 CRAO 时,该动脉供应血流正常。在大片灰白色视网膜水肿衬托下,视盘颞侧保留一舌状正常视网膜颜色区域。

CRAO 中 20%～40% 的患眼可在视网膜动脉中看到栓子。最常见的是黄色闪光的胆固醇栓子。这种栓子主要来自颈动脉的动脉粥样硬化斑块。除此之外,还可能来自主动脉弓、眼动脉,甚至是视网膜中央动脉。胆固醇栓子通常很小,常不会完全阻塞视网膜动脉,因此常表现无临床表现。还有一种少见的栓子是来自额部皮下注射泼尼松,引起 CRAO。

在有些患眼中,会观察到视盘上的视网膜中央动脉中有不闪光的大栓子,周围视网膜动脉中有很多小的胆固醇栓子。虽然大小栓子在检眼镜下看起来有差异,但其实它们来源一致,只是大栓子周围聚集了大量的纤维蛋白-血小板组织。钙化栓子较胆固醇栓子少见,通常体积较大,阻塞程度更严重,一般来源于心脏瓣膜。视网膜动脉可见栓子的出现率与死亡率相关。可见栓子的病例死亡率为 56%,而无栓子的病例死亡率为 27%。与眼缺血综合征相似,其主要死亡病因为心脏疾病。但急性视网膜动脉阻塞中,发现栓子,并不提示颈动脉具有病理性狭窄或心脏病需要抗凝治疗或手术,需看心血管专科。

约 20% 的急性视网膜动脉阻塞会发展出现虹膜红变。视网膜中央静脉阻塞时,虹膜新生血管平均出现于阻塞后的 5 个月;而 CRAO 时,虹膜新生血管平均出现于阻塞后的 4～5 周,最早为 1 周,最晚为15 周。阻塞严重且阻塞时间长的患眼更容易发生虹膜红变。如果阻塞在发病的最初几天得到解决,则很少发生虹膜红变。虹膜红变患眼 65% 可通过全视网膜光凝进行治疗。2%～3% 的 CRAO 患眼可发展出现视盘新生血管。与出现虹膜新生血管相似,假如在急性阻塞时同时出现视盘新生血管,要高度怀疑是否存在潜在的颈动脉阻塞。

3.辅助检查

(1)荧光素眼底血管造影(FFA):可表现为视网膜动脉充盈迟缓或可见动脉

充盈的前锋(最具特异性的表现)。但最常见的特征为视网膜动静脉期延长(从视网膜动脉出现荧光素到相应静脉完全充盈的这段时间)。有时会出现视盘晚期染色,但很少看到视网膜血管壁染色。视网膜动脉完全无充盈极少出现(小于2%)。

正常眼的脉络膜在视网膜动脉充盈前1～2秒开始充盈,5秒钟即可完成全部充盈。CRAO患眼的脉络血管床通常可正常充盈,只有10%的病例会出现5秒以上的充盈延迟。CRAO患眼检查时,如脉络膜充盈明显延迟,应考虑眼动脉阻塞或颈动脉阻塞的可能性。

视网膜循环在发生急性CRAO后,有明显的重建循环倾向。因此,虽然动脉狭窄和视力损害将持续存在,但FFA检查可在一定的时间恢复正常。

(2)相干光断层成像仪(OCT):在CRAO的急性期,后极部视网膜神经上皮层水肿增厚,内核层以内各层结构不清,外丛状层以内反射增强,内核层反射性减弱,呈一低反射带;光感受器外节不完整,RPE层正常。在CRAO的萎缩期,后极部视网膜神经上皮层均明显变薄且反射性减弱,外界膜以外各层可表现正常。

(3)眼电生理检查:CRAO发生时,因内层视网膜缺血,视网膜电图(ERG)表现为b波波幅下降[b波对应Müller和/或双极细胞的功能]。对应光感受器功能的波通常不受影响。但也有某些患眼视力下降而ERG检查正常,可能与视网膜血流重建有关。

(4)视野检查:CRAO患眼视野,通常残留颞侧视岛,可能因为脉络膜营养其相应的鼻侧视网膜。在拥有睫状视网膜动脉的患眼,可会保留小范围的中心视力。根据阻塞的程度和范围不同,周边视野也会有不同程度的保留。

(三)诊断

突然发生或多次短暂发作黑矇后单侧无痛性视力急剧下降,患眼相对性瞳孔传入阻滞阳性。视网膜动脉变细或有节段性血柱缓慢移动、视网膜苍白水肿和黄斑樱桃红点外观,可确诊CRAO。辅助检查有助于早期确诊。还应积极寻找发生CRAO的原因,做出病因诊断。

(四)治疗

动物实验表明,CRAO 90～100分钟后,视网膜就会造成不可逆的损害。但事实上,在临床上视网膜中央动脉很少发生完全性阻塞。另外,动物模型制作时,是在视网膜中央动脉进入视神经处造成阻塞,而临床上患者发生CRAO时不一定都在该部位发生阻塞。临床上,视网膜动脉阻塞发生后的 3 天内一般都会有视力的恢复。因此,推荐 CRAO 视力损害后的 24 小时内都要给予积极的眼部治疗。

1.按摩眼球

可以应用 Goldmann 接触镜或通过手指按摩完成,持续压迫眼球 10~15 秒,然后突然放松,这样不断重复。虽然眼球按摩很难冲走阻塞的栓子,但眼球按摩可扩张视网膜动脉,提高视网膜血流灌注量。眼内压突然升高后又突然下降可以增加 86% 的血流量。

2.吸氧

持续低流量吸入 95% 氧和 5% 二氧化碳混合气体。虽然高浓度氧可使视网膜动脉收缩,但 CRAO 患者吸入 95% 氧后,氧可通过脉络膜扩散在视网膜表面维持正常的氧压力。另外,二氧化碳可使血管舒张,也可提高视网膜的血流量。

3.前房穿刺放液术

也曾在临床应用,原理与眼球按摩相似。但因为有创伤性,且临床效果有限,现在很少应用。

4.溶栓治疗

但疗效有争议,且要注意该治疗的全身并发症,以防脑血管意外。眶上动脉注射溶纤维蛋白剂治疗 CRAO 也有报道,但未见更多的临床应用报告。

5.其他治疗

球后注射或全身应用血管扩张剂,但球后注射存在球后出血的风险,球后血肿可使视网膜动脉的血流进一步减少。舌下应用硝酸甘油(强效血管扩张剂)有时可使视网膜血流恢复正常。全身抗凝剂一般不应用于 CRAO 的治疗。

(五)治疗效果

发病初期,患眼的视力 90% 为指数和光感。如眼底可见栓子,则患眼视力普遍较差。CRAO 患眼中,约 25% 患眼会存在睫状视网膜动脉供应黄斑区,其中 80% 患眼在两周后视力可提高至 0.4 以上;即使发病时只有中心视岛的可见视野,但治疗后其周边视野可以明显恢复。

CRAO 患眼的最终视力通常为指数。但是对于存在睫状视网膜血管供应黄斑的患眼,视力可提高至 1.0。受累视网膜对应的视野永久性缺损。CRAO 发生后期,眼底改变包括视神经萎缩、视网膜动静脉变细和视网膜变薄。

二、视网膜分支动脉阻塞

视网膜分支动脉阻塞(branch retinal article occlusion,BRAO)发生于视网

膜的分支动脉,表现为阻塞血管供应区视野的无痛性缺损。与 CRAO 相比,范围较小,但同样对视网膜功能损害严重,也需急诊尽早治疗。

(一)病因与发病机制

在急性视网膜动脉阻塞病例中,CRAO 约占 57%,BRAO 约占 38%,睫状视网膜动脉阻塞约占 5%。BRAO 中,90% 以上为颞侧视网膜动脉阻塞。目前尚不清楚原因。

BRAO 的病因与 CRAO 相似。如果阻塞发生在动脉分叉点,一般都是栓子阻塞。

(二)临床表现

1.症状

不累及黄斑患者,可感觉不到视力改变,或仅感到视力模糊或有固定黑影,累及黄斑者,可感到视力急性下降。

2.体征

BRAO 表现为阻塞血管支配区域的视网膜变白(后极部最明显),而缺血区边缘处视网膜的白色更明显。推测与视神经纤维到达缺血区视网膜时轴浆流动受阻有关。30% 的患者可发现动脉栓子。

BRAO 后,病变区有时会出现新生血管,多见于糖尿病患者。也有极少数病例会出现虹膜新生血管。检查时,可见到视网膜动脉侧支循环的形成,这也是BRAO 后的特征性改变。BRAO 后的数周或数月后眼底外观可恢复正常。

(三)诊断

临床上表现为单眼无痛性视力急剧下降。后极部阻塞血管分布区视网膜明显苍白。FFA 可见受累血管充盈延迟,后期有时可见逆向充盈。

(四)治疗

BRAO 的治疗与 CRAO 相同。因为 BRAO 的视力预后明显好于 CRAO,因此,一般不采用具有创伤性的治疗手段,如前房穿刺,球后注射。

(五)治疗效果

BRAO 发生时,因黄斑区仍有部分正常血供,因此视力通常相对较好。80%以上患眼的最终视力可达到 0.5 以上,但视野缺损会一直存在。视力预后与黄斑受累程度相关,波动于 0.05~1.0,如果黄斑中心凹周围的视网膜全部变白,则视力预后差。

三、睫状视网膜动脉阻塞

睫状视网膜动脉阻塞是指睫状视网膜动脉阻塞引起的眼部损害。大约35％的眼和50％的人存在睫状视网膜动脉。

（一）病因与发病机制

睫状视网膜动脉来自睫状后短动脉，一般是与视网膜中央动脉分开，从视盘的颞侧进入视网膜。荧光造影检查中，约32％的眼底可见到睫状视网膜动脉，它与脉络膜循环同时充盈，比视网膜动脉充盈时间提前1～2秒。

（二）临床表现

1.症状

典型的临床表现为睫状视网膜血管分布对应区的旁中心暗点，经常不被患者察觉。

2.体征

睫状视网膜动脉阻塞时，表现为其血管支配区域的视网膜变白。一般为以下3种情况：①单纯睫状动脉阻塞；②睫状视网膜动脉阻塞合并视网膜中央静脉阻塞（Central Retinal Vein Obstruction，CRVO）；③睫状视网膜动脉阻塞合并前段缺血性视神经病变。

（1）单纯睫状动脉阻塞：一般视力预后良好。90％可恢复到0.5以上，其中60％可达到1.0。

（2）睫状视网膜动脉阻塞合并CRVO：约70％的患眼视力预后好于0.5，视力下降的主要原因可能与CRVO有关。CRVO的患者中约5％合并睫状视网膜动脉阻塞。目前病因尚不明确，推测可能因为睫状视网膜动脉的流体静力学压力与视网膜中央动脉相比，相对较低，当静脉血管系统压力升高时，睫状视网膜动脉容易发生血流郁积和血栓形成。睫状视网膜动脉阻塞合并CRVO时，静脉阻塞一般为非缺血型，因此很少发生虹膜红变和新生血管性青光眼。但是，如果此时CRVO为缺血型时，则很难发现同时存在的睫状视网膜动脉阻塞。

（3）睫状视网膜动脉阻塞合并前段缺血性视神经病变：睫状视网膜动脉阻塞合并前段缺血性视神经病变约占睫状视网膜动脉阻塞的15％。因视神经受损，视力预后很差，一般在无光感到0.05之间。检查时，可见睫状视网膜动脉支配区视网膜变白，同时视盘充血水肿或苍白水肿。视盘苍白水肿提示病因为巨细胞动脉炎，视力预后比视盘充血水肿更差。

睫状视网膜动脉阻塞的病因与CRAO的病因相似。如合并前段缺血性视神经病变,则需注意是否存在巨细胞动脉炎。

(三)诊断

旁中心暗点,眼底检查可见睫状视网膜动脉供应区的视网膜变白。因阻塞后视网膜受累面积较小,相对性瞳孔传入障碍通常为阴性。

(四)治疗

同 BRVO。

(五)治疗效果

睫状视网膜动脉单独发生时,预后等同甚至好于 BRAO,90%患者视力可恢复到 0.5 以上。睫状视网膜动脉阻塞合并视网膜中央静脉阻塞时,其预后与视网膜中央静脉阻塞的并发症相关,如黄斑水肿、视网膜缺血和出血。

四、毛细血管前小动脉阻塞

视网膜毛细血管前小动脉阻塞表现为棉绒斑,临床中常见的棉绒斑为毛细血管前小动脉阻塞,不单独出现,常合并高血压视网膜病变、糖尿病视网膜病变、白血病等出现。

(一)病因与发病机制

视网膜前毛细血管小动脉急性阻塞可能与血管内皮受损,血栓形成,血管炎症或红细胞阻塞等有关。可见于高血压、糖尿病或放射性视网膜病变或红斑狼疮、白血病、妊娠高血压综合征等全身疾病。

(二)临床表现

1.症状

多无症状,常为其他眼底病变的一个表现,如高血压视网膜病变,糖尿病视网膜病变等。

2.体征

视网膜前小动脉阻塞,导致视网膜局部缺血,视网膜棉绒斑。FFA 表现为斑片状无灌注区,邻近毛细血管扩张,有的呈瘤样扩张,晚期荧光渗漏。前小动脉阻塞的部位和大小不同,视力表现也不同。数天或数周后,小动脉重新灌注,重建的毛细血管床迂曲。晚期受累的视网膜局部变薄,透明度增加,形成局限凹面反光区,表示此处视网膜曾有缺血改变。

(三)诊断和鉴别诊断

1.诊断

眼底可见局部水肿的棉绒斑,走行与视网膜神经纤维走行一致,边界不清。

2.鉴别诊断

需要与有髓神经纤维,硬性渗出等鉴别。有髓神经纤维多位于视盘旁,走行同神经纤维一致,但多数范围较棉绒斑大,有特征性的彗星尾样形态。硬性渗出为视网膜血浆成分,细胞间的水肿,边界清楚,与棉绒斑细胞内水肿不同。

(四)治疗

原则同 CRAO,要注意原发病的治疗。

五、眼动脉阻塞

眼动脉阻塞时,因视网膜循环和脉络膜循环同时被阻断,因此视功能损害非常严重。

(一)病因与发病机制

在颈内动脉阻塞的患者中发病率约为 5%,其发病机制主要为血管闭塞、血管栓塞、眼内压升高或全身低血压、动脉痉挛几方面的原因导致视网膜动脉灌注不足而造成视功能的损害。

另外,由于眼动脉大多来自颈内动脉,少数来自颈外动脉的脑膜中动脉,鼻部有连接颈外和颈内动脉的筛前动脉、筛后动脉、滑车动脉、鼻背动脉,故鼻、眶部注药时,栓子都有逆行进入眼动脉的可能。

(二)临床表现

1.症状

眼动脉阻塞患者主要表现为单侧视力骤然无痛性丧失,视力波动于指数与无光感,无光感多见。部分患者感到眼球和眼眶疼痛以及同侧偏头痛,这种疼痛多是因为缺血,而非高眼压所致。其他少见症状还有结膜血管扩张,突眼等。

2.体征

由于眼内供血减少可以产生类似感染、毒素、免疫反应、外伤等炎症反应,角膜后沉着物和房水闪辉阳性,玻璃体轻度混浊。视盘水肿,视网膜动脉纤细如线,血管管腔内无血柱而呈银丝状,视网膜苍白水肿。由于脉络膜循环障碍,黄斑部呈黄色或樱桃红斑。眼压常比健眼低约0.5 kPa(4 mmHg)。患眼相对性瞳孔传入阻滞明显。

但对于不完全阻塞的可疑患者,则需要做特殊检查以资鉴别诊断,这些检查方法有:①FFA 表现为脉络膜弱荧光,臂-脉络膜循环时间和臂-视网膜循环时间明显延长,动脉充盈延迟并可见动脉前锋,静脉回流迟缓与弱荧光;②ERG 见 a 波和 b 波平坦或消失;③经颅彩色多普勒可以测定颈、眼动脉狭窄处管腔的血流频谱低平、血流速度降低;④眼和眶部 MRI 扫描显示眼动脉供血的视神经鞘、眶脂肪、眼外肌的信号增强。

因视网膜内外层均无血液供应,故视网膜乳白色水肿比 CRAO 更严重。因此,视力损害也比 CRAO 严重,常为无光感。40%患者眼底无"樱桃红点"表现,原因为脉络膜与视网膜中央动脉血供同时受阻,脉络膜和视网膜色素上皮层也因缺血而混浊水肿。晚期可见后极部特别是黄斑区色素紊乱严重。

(三)诊断和鉴别诊断

患者出现单侧视力骤然无痛性丧失,降至指数或无光感。典型的眼底改变为视盘苍白水肿,视网膜血流可呈节段性流动,视网膜广泛变白,呈急性梗死状,无樱桃红点表现。FFA 显示无脉络膜背景充盈或脉络膜背景充盈明显延迟,视网膜血管充盈不足或明显延迟。

主要同 CRAO 相鉴别,眼动脉阻塞时,无黄斑樱桃红表现,ERG 的 a 波和 b 波同时消失,FFA 脉络膜背景荧光异常。而 CRAO 时,因脉络膜循环正常,因此可见黄斑樱桃红改变,a 波存在,FFA 背景荧光正常。

(四)治疗

对于眼动脉阻塞及 CRAO 的患者,要早期发现、早期检查、早期治疗,尽早恢复血循环,抢救患者的视功能。目前采取多种措施进行综合治疗,包括眼球按摩、扩张血管药物等,但收效甚微。

值得注意的是,近年来,随着头面部整形手术、注射胶原蛋白或曲安奈德等治疗的增多,眼动脉阻塞病例偶有发生。因此,眼部、鼻、眶部注药前,首先需排空注射器内空气,其次是注药时必须回抽无血才能注入,以保证患者安全。

(五)治疗效果

治疗后,视力仍然很少提高。眼动脉阻塞的后期眼底表现为视盘苍白,视网膜动静脉变细。因发病时,视网膜色素上皮和脉络膜毛细血管层明显缺血,因此,后期也可表现出视网膜色素上皮异常。

六、视网膜大动脉瘤

视网膜大动脉瘤(retinal arterial macroaneurysm,RAMA)是视网膜动脉管壁局限性纺锤状或梭形膨胀,产生不同程度的视网膜出血、渗出或玻璃体积血,常引起视力下降。

(一)病因与发病机制

RAMA 是特发性获得性视网膜大动脉扩张,主要发生在视网膜动脉第 2 及第 3 分支、分岔点或动静脉交叉处。最常见颞上动脉分支,较少见睫状视网膜动脉或视盘动脉。RAMA 的病理生理还没有完全被了解。假设之一是动脉硬化导致血管壁纤维化,结果减少了管壁的弹性,管内压力升高导致管壁局限扩张。另一假设是栓子栓塞(原已经存在血管巨大动脉瘤)或动脉内血栓形成导致机械损伤内皮细胞或外膜血管壁,使血管壁容易形成血管瘤。高血压是最常见的相关危险因素,慢性静脉血液淤滞和动脉硬化起一定作用,其他危险因素包括高血脂和全身血管性疾病(如:结节性多动脉炎、结节病、糖尿病、类风湿关节炎和雷诺病)。

(二)临床表现

RAMA 最常见 60 岁以上的老年人(平均 57～71 岁),也有报告发生在 16 岁的年轻人。女性多见,占 71%～80%,多是单眼,但有 10% 是双眼发病,20% 患者是沿着同一条血管或多条血管的多个动脉瘤。

1.症状

典型表现为突然无痛性视力下降,玻璃体腔内积血可引起黑影。很多患者也可无症状,只是在常规检查才发现,尤其是在 RAMA 没有累及黄斑的渗出、水肿或视网膜下出血时。

2.体征

眼球前段检查一般正常。RAMA 多数位于颞侧视网膜动脉的第 2 和第 3 级处,没有并发症的动脉瘤呈橘红色囊样或梭形。有眼底出血表现为多层:视网膜前、内界膜下、视网膜内和视网膜下。玻璃体内见条状或团块状暗红色积血,位于大动脉瘤附近;内界膜下和视网膜内出血呈暗红色圆形,视网膜下出血形态不规则,视网膜血管走行其表面。大量黄白色脂质渗出物环绕动脉瘤周围,在 10% 的患者可见到动脉瘤搏动。不伴渗出的黄斑水肿很少见,在单纯黄斑区神经上皮脱离可不伴有渗出。

3.辅助检查

(1)FFA 显示瘤样扩张的动脉立即充盈和渗漏荧光,如果有内界膜下和视网膜内出血遮挡,可在出血周围见到环形强荧光。受累及的动脉可显示变细和不规则,周围的毛细血管渗漏荧光。

(2)ICGA 检查:因 ICGA 的激发光谱为红外光,能穿透致密出血,比 FFA 显示大动脉瘤更加清楚。造影早期动脉瘤就显示强荧光,晚期动脉瘤完全充盈呈圆形或椭圆形。

(3)OCT 检查:最初病灶处的视网膜结构正常,后来黄斑发生变性,尤其是黄斑区视网膜外层;渗出引起广泛的视网膜水肿,以视网膜外层水肿最显著,还能显示黄斑区神经上皮脱离。

(三)诊断和鉴别诊断

1.诊断

老年患者,突然无痛性视力下降和眼前黑影,眼底见到多层出血,视网膜动脉一处和多处局限扩张伴动脉瘤周围大量黄白色渗漏,FFA 和 ICGA 显示病变血管梭形扩张和渗漏,可确诊。

2.鉴别诊断

(1)外伤性多层出血:患者有外伤后视力下降病史不难和 RAMA 鉴别。

(2)分支静脉阻塞:眼底的渗出和出血是以静脉阻塞处为顶端呈扇形,FFA 显示是静脉异常阻塞可与发生在动脉的大动脉瘤相鉴别。

(3)视网膜血管瘤病:大多发生在视网膜周边部,有较粗大的输入和输出滋养血管,容易区别。

(4)海绵状血管瘤:在眼底呈蔓状暗红色隆起,FFA 早期充盈不良,中晚期充盈不均匀,呈雪片状,无荧光渗漏。

(5)动静脉畸形:可形成瘤样红色扩张,但 FFA 无荧光渗漏。

(6)糖尿病视网膜病变:双眼发病,严重程度相似,视网膜散在出血点、微动脉瘤;FFA 显示广泛微动脉瘤、毛细血管闭塞和新生血管形成。容易和 RAMA 相鉴别。

(7)渗出性年龄相关性黄斑病变:出血常发生黄斑区,扩张和渗漏的新生血管位于黄斑区内,与视网膜动脉无联系,OCT 常显示玻璃膜疣,可与 RAMA 相鉴别。

(8)黄斑毛细血管扩张症:是双眼中心凹旁毛细血管扩张和渗漏。

(9)成人 Coats 病:是中心凹旁毛细血管粟粒样扩张伴大量黄白色渗出,与RAMA 发生在视网膜动脉第二及第三级分支处不同。

(四)治疗

1.观察

因大多数动脉瘤能自行退化,能恢复良好视力,所以对该病能很安全地进行观察。

2.治疗全身疾病

应适当地治疗高血压和其他全身性危险因素。

3.激光治疗

激光适应证是慢性黄斑渗漏或水肿引起视力下降。用激光直接照射大动脉瘤可改善一些患者的视力,但也有研究认为直接光凝血管瘤并不能提高视力,还可引起 BRAO。用激光治疗动脉瘤周围的区域也可改善某些黄斑水肿患者的视力。位于黄斑区视网膜前出血,如果出血尚未凝固,可用 Nd:YAG 激光在出血灶的下端切穿表面透明玻璃体膜或内界膜,让出血进入玻璃体腔,改善视力,但有冒损伤黄斑的风险。

4.玻璃体腔内注射抗血管内皮生长因子

玻璃体腔内注射贝伐珠单抗组与没注射组对比,平均观察>10 个月,注射后早期黄斑区视网膜水肿明显减轻,但最终随访,注射组和对照组在最佳矫正视力和黄斑区视网膜厚度没有显著的不同。

5.玻璃体手术

严重的玻璃体腔积血观察一个月不吸收,做玻璃体切除手术清除。

第三节 视网膜静脉阻塞

视网膜静脉阻塞(retinal vein occlusion,RVO)是多种原因引起的视网膜静脉血流受阻的眼底病变,发病率仅次于糖尿病视网膜病变。因视网膜静脉回流受阻,眼底主要表现为视网膜静脉迂曲扩张,视网膜内出血、视网膜水肿和黄斑区水肿。根据阻塞部位的不同分为视网膜中央静脉阻塞和分支静脉阻塞。

一、视网膜中央静脉阻塞

视网膜中央静脉阻塞(central retinal vein occlusion,CRVO)是发生在视盘处视网膜静脉总干的阻塞。常为单眼发病,男女发病率相等。尽管也可发生在较年轻的年龄组,但 90%患者发病年龄大于50 岁。引起本病的病因,老年人与青壮年有很大差异,前者绝大多数继发于视网膜动脉硬化,后者则多为静脉本身的炎症。全身疾病如糖尿病、高血压、冠心病是 CRVO 发生的危险因素,但是

CRVO 与这些全身疾病的直接关系并未得到证实。研究表明积极治疗全身相关疾病能够减少眼部并发症的发生以及对侧眼中央静脉阻塞的发生率。

(一)病因与发病机制

关于 CRVO 的确切的发病机制还不是很清楚,多数的观点认为是筛板处或筛板后的视网膜中央静脉的血栓形成。由于血栓的形成,继而发生血管内皮细胞的增生以及炎性细胞浸润。造成血栓形成的原因可能有以下几个方面。

1.血流动力学改变

由于视网膜静脉系统是一个高阻力、低灌注的系统,所以对于血流动力学的变化十分敏感。血液循环动力障碍引起视网膜血流速度的改变容易形成血栓。例如,高血压患者长期小动脉痉挛,心脏功能代偿不全、心动过缓、严重心率不齐,血压突然降低、血压黏滞度改变等原因都会导致血流速度减慢而造成血栓形成。

2.血管壁的改变

巩膜的筛板处,视网膜中央动脉和中央静脉在同一个血管鞘中,当动脉硬化时,静脉受压导致管腔变窄,且管壁内皮细胞受刺激增生,管腔变得更窄,血流变慢,导致血栓的形成。另外一些全身以及局部炎症侵犯视网膜静脉时,毒素导致静脉管壁的内面粗糙,继发血栓形成,管腔闭合。

3.血液流变学改变

大多数静脉阻塞的患者都患有高脂血症,血浆黏度以及全血黏度高于正常人群。有研究表明视网膜静脉阻塞患者血液里血细胞比容、纤维蛋白酶原和免疫球蛋白增高。当这些脂类和纤维蛋白原增多后,可包裹于红细胞表面使其失去表面的负电荷,因而容易聚集并与血管壁黏附。而且纤维蛋白原含量增加以及脂蛋白等成分增加使血液黏稠度增高,增加血流阻力而导致了血栓的形成。

4.邻近组织疾病

对视神经的压迫、视神经的炎症、眼眶疾病、筛板结构的改变也会造成视网膜静脉血栓的形成。另外一些眼病,如青光眼与 CRVO 有关。有研究者认为青光眼导致眼压升高压迫筛板,导致血管的功能异常,血流阻力增高最终导致血栓的形成,发生 CRVO。

5.其他

研究表明 CRVO 的患者除了红细胞沉降率和部分凝血酶的升高外,还有血细胞比容、同型半胱氨酸和纤维蛋白原的升高,血液中出现狼疮抗凝血因子和抗磷脂抗体,另外还有激活的蛋白 C 和蛋白 S 的缺乏。这些因素是否与 CRVO 相关还并不确定。

(二)临床表现

1.症状

患眼视力突然无痛性下降。少量出血或黄斑受累较轻的患者,视力下降不严重;大量出血者,视力可能降至数指或者手动。发病前,患者可能有持续数秒至数分钟的短暂视物模糊病史,然后恢复到完全正常。这些症状可能在数天或数个星期后重复出现,直到发病。

2.体征

(1)眼前节检查:单纯 CRVO,眼前节检查一般正常,视力下降明显的患者同侧瞳孔中等程度散大,直接光反射迟钝,间接光反射灵敏。少数患者初次发作可发生玻璃体积血,少量积血造成玻璃体腔内有漂浮的血细胞;大量积血则出现玻璃体红色混浊,眼底窥不清。

(2)眼底检查:典型眼底改变是以视盘为中心的点状和片状出血。中央静脉阻塞不完全的病例,视网膜出血量少,可见到围绕视盘的放射状片状和火焰状出血,靠周边部是散在的点状和片状边界清楚的出血;还可见到视盘无水肿,边界尚清;视网膜动脉形态正常或硬化变细,视网膜静脉扩张和迂曲;黄斑和视网膜水肿不明显。如果未治疗或治疗无效,不完全阻塞可转变成完全阻塞。

也可一开始就是完全型阻塞,眼底出现大量以视盘为中心的放射状大片状和火焰状的视网膜出血,在黄斑周围,与视神经纤维走行一致呈弧形,往周边,视网膜出血程度逐渐减少和减轻。视盘水肿,边界不清,生理凹陷消失和视盘表面大量出血。中央静脉迂曲怒张,呈腊肠或者结节状,部分节段掩埋在出血下见不到。动脉也相应增粗,但有原发硬化者,可见到视网膜动脉铜丝状或银丝状并不增粗,可见到动静脉交叉压迫征。视网膜和黄斑水肿,缺血病例可见到棉绒斑。随着病程进展,出血逐步减少甚至完全吸收,出血吸收的时间取决于静脉阻塞的严重程度。出血吸收后,部分患者睫状视网膜侧支循环形成,黄斑水肿可持续存在很久,部分患者黄斑前膜形成。如出现新生血管,病程中还可能突然发生玻璃体积血。少数情况还可能合并视网膜动脉阻塞,尤其在缺血型 CRVO 比较常见。

3.辅助检查

(1)眼底荧光血管造影(FFA):①非缺血型 CRVO 可见视盘毛细血管扩张、沿着视网膜静脉分布的荧光渗漏和微血管瘤;黄斑正常或者有轻度点状荧光素渗漏。阻塞恢复后,FFA 可能表现正常;少数黄斑呈暗红色囊样水肿者,FFA 显示花瓣状荧光素渗漏,最终可能形成囊样瘢痕,导致视力下降。②缺血性 CRVO 显示视网膜循环时间延长,视盘毛细血管扩张,荧光素渗漏。毛细血管高度扩张迂曲,微血管瘤形成。黄斑区能够见到点状或者弥漫的荧光渗漏,囊样水肿呈花瓣状荧光素渗漏。毛细血管闭塞形成大片无灌注区,无灌注区附近可见动静脉短路,微血管瘤和新生血管。疾病晚期可见视盘的粗大侧支循环以及新生血管的荧光渗漏。黄斑正常或者残留点状渗漏、花瓣状渗漏,或者色素上皮损害的点状或者片状透见荧光。

研究认为 FFA 检查发现有 10 个视盘直径(DD)以上毛细血管无灌注区的患者产生前部新生血管的危险性提高,因此应该被划分为缺血型。无灌注区为 30 个 DD 以上的患者是发生新生血管的高危人群。所以 FFA 对于判断新生血管的形成很有帮助,对于判断预后和决定正确的随访有重大的意义。

(2)相干光断层成像仪(OCT):黄斑囊样水肿表现为黄斑中心凹明显隆起,外丛状层和内核层之间出现囊腔。神经上皮层浆液性脱离可见脱离区呈低或者无反射暗区,其下方为高反射视网膜色素上皮(RPE)层。视网膜浅层出血在视网膜内表层呈高反射光带或散在点状高反射;深层出血表现为视网膜内高反射带,同时遮挡深层组织的反射。当发生黄斑区前膜时可见黄斑区视网膜前高反射带。

(3)全身检查:对每个患者应详细询问病史和做包括血压在内的全身体格检查。实验室检查包括血常规、糖耐量试验、血脂、血清蛋白电泳、血液生化和梅毒血清学检查。如果有凝血异常的病史,那么还要做进一步的血液检查,例如狼疮抗凝血因子、抗心磷脂抗体以及血清中蛋白 S 和蛋白 C 的量。

(三)分类

根据病变程度和 FFA 的特征,可将 CRVO 分为非缺血型和缺血型两种类型,这种分型对治疗和预后具有指导意义。

1.非缺血型 CRVO

非缺血型 CRVO 又称部分或不完全性 CRVO,也称静脉淤血性视网膜病变。CRVO 患者中有 75%～80%属于这种症状较轻的类型,患者视力轻度到中度下降。

视网膜静脉充血和迂曲是特征性表现。偶尔可能出现棉绒斑,位置靠近后极部。如果出现黄斑水肿或者黄斑出血,视力会受到显著影响。黄斑水肿可能是囊样水肿,也可能是弥漫性黄斑增厚,或者两者都存在。大部分非缺血型 CRVO 的眼底改变在疾病诊断后的 6～12 个月消失。视网膜出血可以完全消退,视神经看起来正常,但是视盘可出现静脉侧支血管。黄斑水肿消退后黄斑表现正常,但是持续的黄斑囊样水肿会导致永久的视力损伤,眼底可以观察到黄斑区色素沉着、视网膜前膜形成或网膜下纤维血管增生。

在非缺血型 CRVO 病例中,发生视网膜新生血管很少见(低于 2% 的发病率)。但是非缺血型 CRVO 亦可以发展为缺血型,研究发现 15% 的非缺血型患者在疾病发生四个月内就进展为缺血型,在 3 年内则有 34% 的非缺血型 CRVO 的患者发展为缺血型。

2.缺血型 CRVO

缺血型 CRVO 是完全的静脉阻塞并伴有视网膜大量出血。这种类型占了 CRVO 的 20%～25%。患者视力突然明显下降,传入性瞳孔功能障碍很明显,中晚期出现新生血管性青光眼时患者会感觉剧烈疼痛。

典型的临床表现如图 8-1,如果大量出血有可能突破内界膜而形成玻璃体积血。6～12 个月后进入疾病晚期,视盘水肿消退,颜色变淡,可出现视盘血管侧支循环。黄斑水肿消退,可出现黄斑区色素紊乱,严重者出现视网膜前膜或色素瘢痕形成,严重影响视力。

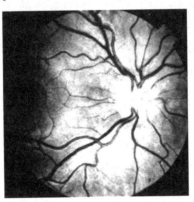

图 8-1　缺血型视网膜中央静脉阻塞

缺血型 CRVO 的容易发生视盘或视网膜新生血管,导致增生性玻璃体视网膜病变。发生虹膜或者房角新生血管的概率为 60% 或者更高,最早可在 9 周内出现。新生血管性青光眼往往在起病后 3 个月内出现,导致顽固性的高眼压。

以视盘为中心的大量放射状的视网膜出血,呈边界不清的火焰状和不规则点片状;视盘水肿,边界不清;中央静脉迂曲扩张,呈腊肠或者结节状,部分节段掩埋在出血下见不到;视网膜和黄斑水肿,视盘周可见大量棉绒斑。

（四）诊断和鉴别诊断

1.诊断

视力突然下降，以视盘为中心的放射状和火焰状出血，静脉血管迂曲扩张呈腊肠状，可诊断 CRVO。仅凭眼底表现很难准确区分缺血性和非缺血型，FFA可帮助区别两者，同时还可帮助确诊黄斑水肿。有部分患者在疾病发生数月后来就诊，症状和体征往往不典型，仅发现轻度静脉充血和迂曲以及少量视网膜出血，需加以注意。

2.鉴别诊断

（1）眼部缺血综合征：急性 CRVO 容易和眼缺部血综合征相鉴别，但病程较长的非缺血型 CRVO 的临床表现与眼部缺血综合征相似。两种疾病都有视物模糊的症状，也都可有出现短暂失明。CRVO 患者常常可以看到黄斑水肿，但是在眼部缺血综合征中少见。两种疾病都有静脉充血，但是眼部缺血综合征一般没有静脉迂曲。眼部缺血综合征视网膜出血一般位于中周部，CRVO 的视网膜出血位于后极部。

（2）血液高黏度综合征：双眼发生类似 CRVO 的症状，可能是血栓形成导致的 CRVO。CRVO 很少两侧同时发病，它经常发生于全身高凝疾病和血液高黏滞疾病的情况下。当双侧 CRVO，同时在身体其他部位发生静脉阻塞，应高度怀疑血液高黏度综合征，做相应的实验室检查。

（3）高血压视网膜病变：当高血压视网膜病变引起视盘水肿时，临床表现与 CRVO 相似。但 CRVO 很少两侧同时发病，而高血压视网膜病变常常双眼发病，眼底静脉有扩张，但并不发暗，无明显迂曲；常常可以见到棉絮斑和黄斑区星芒状渗出；眼底有动脉硬化的表现，动脉呈铜丝或者银丝样改变，动静脉压迹明显。

（4）视网膜血管炎：可伴发视盘血管炎症，可引起非缺血型 CRVO，与 CRVO 非缺血型的临床表现相似。血管炎性 CRVO 患者多为年轻男性，病程呈自限性，视力预后较好。视网膜出血在视盘及邻近视网膜，如果疾病控制不佳，静脉阻塞发展，视网膜出血渗出加重，黄斑水肿明显，演变为缺血型 CRVO。在治疗上，采用肾上腺糖皮质激素抗炎，如果反应好，可确诊为视盘血管炎。

（五）治疗

针对其发病机制和病理改变，在临床上出现了多种多样治疗方法，但仍没有公认的安全有效的治疗方法。

1.药物治疗

(1)活血化瘀:目前,一些药物对 CRVO 的治疗,包括应用抗凝剂和抗血小板凝聚药物(阿司匹林、肝素等),以及溶栓疗法和血液稀释疗法等,临床报道疗效不一,且不能对因治疗,并发症较多,很难为广大临床医师所接受。中医药经多年的临床应用证明有一定的疗效,所以,在我国临床广泛地应用各种活血化瘀的中药方剂或中成药用于本病的治疗。在临床多用复方血栓通、复方丹参或云南白药等,但因疗效标准不一致,多数结果未有大量随机双盲对照研究,使推广应用缺乏足够临床证据。

(2)肾上腺糖皮质激素:主要用于减轻黄斑水肿,玻璃体腔内或后 Tenon 囊下注射曲安奈德(TA)均可减轻 CRVO 引起的黄斑水肿,使视力有所提高或者稳定,但作用时间短,有多种的不良反应包括加速白内障进展、眼压升高以及眼内炎风险。

(3)玻璃体腔注射抗血管内皮生长因子(VEGF):近年已有多个报告证实玻璃体腔注射贝伐珠单抗、雷珠单抗,治疗 CRVO 引起的黄斑水肿,在早期对视力的提高是明显的,但需重复注射。这些报告病例较少,且缺乏随机和对照。

(4)其他药物:曲克芦丁(维脑路通)可以改善视力,促进视网膜循环和减轻黄斑水肿;但是小样本、追踪期短及视力提高没有统计学意义。噻氯匹定是抗血小板聚集药,可以稳定和提高视力,但结果没有统计学意义,而且治疗组腹泻发生率增加。己酮可可碱(pentoxifylline、巡能泰)是血流改善剂,可以减低血液黏滞度,改善局部血流,减轻黄斑的水肿,但视力并没有得到显著改善。这些药物的疗效有待进一步临床研究。

2.激光治疗

(1)治疗原则:①CRVO 发生后 6 个月内是虹膜新生血管出现的高危期,故最少每月随访1次,检查包括视力、裂隙灯、眼压和散瞳眼底检查,由于部分虹膜新生血管先出现在前房角,因此推荐作常规房角检查,如出现虹膜新生血管应立即进行全视网膜光凝术(PRP)。②对缺血型 CRVO,缺血范围>30 DD、视力低于 0.1 的患眼可作为预防性 PRP 的指征;从长期来看,较一旦发现虹膜新生血管后即作 PRP 者无突出的优点,但要坚持常做(每月)随访检查,对不可能做密切随访的患者,则应该进行预防性 PRP。③PRP 后患眼须每月随访,仔细观察虹膜新生血管,以决定是否再做 PRP 补充治疗或其他治疗,如证实虹膜新生血管已退缩,随访密度可渐渐减低。

(2)治疗方法:光斑 200~500 μm,时间 0.1~0.5 秒,功率 0.3~1.0 W,以产

生Ⅱ级反应斑,两光斑间隔一个光斑直径的密度,激光光凝斑覆盖全部无灌注区,分别在激光光凝术后12周和24周行FFA复查,如有新的或光凝不全的无灌注区则进行补充光凝。适时治疗、定期随诊以及行FFA是提高治愈率的关键。早期预防性全视网膜光凝治疗缺血型视网膜静脉阻塞,一般需1 000～2 000个光凝点,分3～5次完成,并随访观察光凝前后眼部新生血管的消退和视力变化以及远期并发症的发生情况。

对非缺血型中央或分支静脉阻塞的黄斑水肿眼,可使用氪红激光诱导脉络膜视网膜静脉吻合,可防止其发展至缺血状态。在非缺血型黄斑水肿未发展至囊样变性之前,应用氩激光或Nd-YAG激光直接针对分支静脉光凝,激光能量的释放使静脉后壁和Bruch膜破裂,诱导建立脉络膜视网膜静脉吻合,可使非缺血型视网膜静脉阻塞所致黄斑水肿消退或减轻,从而改善视功能。由于激光脉络膜视网膜静脉吻合会加重缺血型CRVO纤维血管增生性并发症的危险,所以对于缺血型CRVO不推荐该项治疗。

3.手术治疗

(1)玻璃体积血:适应CRVO出现玻璃体积血,治疗观察1个月不能自行吸收。术中清除视网膜前膜并行全视网膜光凝。

(2)视神经巩膜环切开术:是玻璃体切除联合视神经鼻侧巩膜切开以解除对该处视网膜中央静脉压迫,有利于静脉的回流。适应于单纯CRVO。这种手术有一定的并发症,要确定手术效果仍需要大量的临床随机对照研究及长期的临床观察。

(六)治疗效果

目前,药物治疗效果仍不确切,需要更多的研究。激光光凝治疗CRVO可以封闭视网膜无灌注区,抑制新生血管的发生和发展,减少新生血管性青光眼的发生;还可制止视网膜出血,减少玻璃体积血,促进出血和黄斑水肿吸收,有利于恢复中心视力。玻璃体腔内注射抗VEGF药物和TA能使黄斑水肿很快消退,但药物吸收后黄斑水肿可能复发。视神经巩膜环切开术患者的视力预后与自然病程比较没有统计学的差异,而且手术风险较大,该手术还存在较大的争议。对非缺血型CRVO应用激光造成脉络膜血管与视网膜静脉吻合,以改善阻塞静脉血循环,减少非缺血型CRVO转变成缺血型CRVO发生率,减轻黄斑水肿,增进视力。在临床研究中,获得一些成功,但该方法成功率不高,而且存在形成吻合部位纤维增生的问题,甚至可以使相应血管产生闭塞。

二、视网膜分支静脉阻塞

视网膜分支静脉阻塞(branch retinal vein occulusion,BRVO)是发生在视网膜的分支静脉的血液回流受阻,其发病率高于CRVO,男女发病比率相当,发病年龄在60~70岁之间。流行病学和组织病理学研究提示动脉疾病是发病的根本原因。该病常常是单眼发病,只有9%的患者双眼受累。

(一)病因与发病机制

BRVO的部位主要出现在动静脉交叉的位置,在这个位置上动静脉有共同的血管鞘,动脉一般位于静脉前方,硬化的动脉压迫静脉而导致血流动力学紊乱和血管内皮的损伤,最终导致血栓形成和静脉阻塞。多数的BRVO出现在颞侧分支,可能是因为这里是动静脉交叉最为集中的地方。血管性疾病还包括巨大血管瘤、Coats病、视网膜毛细血管瘤等往往会引起BRVO。

高血压是BRVO最常见的全身相关疾病,研究证明了静脉阻塞和高血压之间的重要关系。该研究还发现了分支静脉阻塞和糖尿病、高脂血症、青光眼、吸烟以及动脉硬化有关。而视网膜分支静脉的阻塞与饮酒和高密度脂蛋白的水平呈负相关。

组织病理学研究表明阻塞的血管都有新鲜或者陈旧的血栓形成。部分的病例能看到阻塞区域的视网膜缺血萎缩。所有的病例都有不同程度的动脉粥样硬化,但未发现同时有动脉血栓形成。

(二)临床表现

1.症状

一般患者主诉为突然开始的视物模糊或者视野缺损,视力在1.0到指数不等。黄斑外区域的阻塞,视力较好,当黄斑分支受累时,视力明显下降。

2.体征

眼球前段检查一般正常。分支静脉阻塞位于眼底一个或偶尔的两个象限,阻塞部位一般靠近视盘,视网膜出血仅限于阻塞的分支静脉分布区域,以阻塞部位为顶点,呈扇形或三角形排列,以火焰状出血为主。也可少见地远离视盘的后极部,如黄斑分支静脉阻塞。阻塞引起的血管异常,也可引起大量渗漏,呈黄白色,类似Coats病。

3.分类

按临床表现和FFA,分支静脉阻塞分为非缺血型和缺血型两类。

(1)非缺血型:轻微阻塞出血量较小,静脉血管迂曲扩张也不明显,如果黄斑区未受损害,患者可能表现出无症状,只有在眼底常规检查时才发现。如果黄斑区受累,出现黄斑水肿和黄斑出血,视力也随之下降。偶尔的情况下有少量出血的 BRVO 会进展为完全静脉阻塞,眼底出血和水肿也相应增多,同时视力下降。

(2)缺血型:完全阻塞就会出现网膜大范围出血,形成棉绒斑以及广泛的毛细血管无灌注区。20%的缺血型分支静脉阻塞患者发生视网膜新生血管,视网膜新生血管的出现与毛细血管无灌注区的大小呈正相关,视网膜新生血管一般出现在疾病发生后 6～12 个月,也可能几年后出现。接着可能会玻璃体积血,则需要做玻璃体切割。分支静脉阻塞的患者很少出现虹膜新生血管。急性 BRVO 的患者的症状在一段时间后会明显减轻,出血吸收后眼底看起来几乎正常。侧支血管的形成和一系列微血管的改变有助于出血的吸收。晚期出血吸收后可以看到毛细血管无灌注区,以及由于慢性黄斑囊样水肿引起的视网膜前膜和黄斑色素沉着。牵拉性或渗出性视网膜脱离少见。当有严重缺血情况存在的时候,阻塞的分支血管分布的区域可见视网膜脱离。

4.辅助检查

(1)FFA:对于分支静脉阻塞的诊断和治疗有重要的指导意义。动脉充盈一般正常,但是阻塞的静脉充盈延迟,由于大量出血和毛细血管无灌注造成片状弱荧光,可见扩张迂曲的毛细血管,阻塞部位的视网膜静脉出现静脉壁荧光染色。病情较长患者,可出现动静脉异常吻合和新生血管大量的渗漏荧光,但是侧支循环血管无荧光渗漏。分支静脉阻塞累及黄斑则会出现黄斑水肿,黄斑花瓣样水肿可能包括整个黄斑区,也可能是部分,这取决于阻塞血管的分布。

(2)OCT:用于观察分支静脉阻塞后有无黄斑囊样水肿或视网膜弥漫水肿、神经上皮层脱离、视网膜出血、视网膜前膜、视盘水肿等。在治疗过程中,可准确观察黄斑水肿消退情况。

(三)诊断和鉴别诊断

1.诊断

主要依据典型的临床表现和 FFA 特征,确诊并不难,但应区分缺血型还是非缺血型,并应努力寻找引起分支静脉阻塞的原因。

2.鉴别诊断

(1)糖尿病视网膜病变:该病为血糖升高引起,一般为双眼发病,出血可位于眼底任何部位,散在点状和片状。在缺血区常可见散在微血管瘤和硬性渗出。静脉迂曲扩张没有 BRVO 明显。但是静脉阻塞患者有时也可能合并有糖尿病,容易与单眼发病的糖尿病视网膜病变相混淆。

（2）高血压视网膜病变：有明显动静脉交叉改变和视网膜出血的高血压视网膜病变容易与 BRVO 相混淆。高血压视网膜病变常常是双眼发病，眼底有动脉硬化，动脉呈铜丝或者银丝样改变，有动静脉交叉压迫征。静脉有扩张，但并不发暗，无明显迂曲。眼底出血表浅而稀疏，常常可以见到棉絮斑和黄斑区星芒状渗出。而 BRVO 患者多为单眼发病，静脉高度迂曲扩张，血液淤滞于静脉血管呈暗红色。

（3）黄斑毛细血管扩张症：该病患者多为男性，近黄斑中心凹或者黄斑区的毛细血管扩张。临床表现为视物模糊、变形以及中心暗点，容易与伴有毛细血管扩张的慢性视网膜黄斑分支静脉阻塞相混淆。但该疾病眼底没有明显的静脉迂曲以及出血。

（四）治疗

1.全身药物治疗

参阅视网膜中央静脉阻塞。

2.激光治疗

BRVO 研究组的研究结果对于黄斑水肿和新生血管这两个 BRVO 最主要的特征性病变的治疗有着很大的指导意义。

（1）黄斑水肿：由于部分 BRVO 患者有一定自愈倾向，视力有时都能自行恢复，所以患者在发病后的 3 个月内一般不建议采用激光光凝治疗。光凝范围在黄斑无血管区的边缘与大血管弓之间，光斑大小为 100 μm，视网膜产生灰白色（Ⅰ级）反应斑。4～6 周后复查 FFA。黄斑持续水肿的患者需要在残留的渗漏区补充光凝。

（2）视网膜新生血管：FFA 发现有视网膜缺血区，就要及时进行缺血区视网膜光凝，预防发生新生血管，从而降低玻璃体积血发生率。已经发生视网膜新生血管者，仍要在视网膜缺血区及周围补打激光。激光光斑大小为 500 μm，视网膜出现白色（Ⅱ级）反应斑。

3.视网膜动静脉鞘膜切开术

动静脉鞘切开术适用于动静脉交叉压迫引起的 BRVO。因视网膜动脉和静脉被包裹在一个鞘膜内，动脉硬化对相对缺乏弹性的静脉产生压迫，通过切除该鞘膜可解除压迫。该手术对恢复视网膜的血液灌注，使视网膜内出血和黄斑水肿减轻有较好的效果，但不能改善已出现的视网膜无灌注状态，所以该手术适宜在 BRVO 早期进行。

4.玻璃体腔注药治疗

肾上腺糖皮质激素以及贝伐单抗、雷珠单抗等玻璃体腔注药术。

(五)治疗效果

分支静脉阻塞研究小组发现对于视力在≤0.5、FFA 显示黄斑水肿的患者，做黄斑区格子样光凝，可以减轻黄斑水肿和提高视力，平均视力提高 1～2 行。激光治疗黄斑囊样水肿有一定疗效，但玻璃体腔注射曲安奈德疗效尤为显著，两者可以结合使用，治疗后黄斑水肿以及视力有明显改善。动静脉鞘切开术有一定疗效，在 15 例患者中有 10 例手术后视力提高，平均 4 行以上（Snellen 视力表），有 3 例视力下降，平均下降 2 行，所有的患者的网膜下出血以及黄斑水肿均有减轻。关于玻璃体手术联合或不联合内界膜剥离术治疗黄斑水肿，其临床治疗效果和经济性，安全性尚待进一步考证。

第四节 低灌注视网膜病变

低灌注视网膜病变是指供应眼部血管病变引起的眼球血流量不足而产生视网膜病理改变，包括眼部缺血综合征和大动脉炎等疾病。

一、眼部缺血综合征

眼部缺血综合征指血液供应不足而引起眼部病变。眼缺血性改变可以由不同的病因引起，眼科医师比较熟悉的是医源性或外伤性眼缺血，比如视网膜脱离的巩膜外环扎手术，如果环扎带过紧，就可能导致眼缺血。又比如眼外伤或者眼肌手术同时切断两条以上的眼外肌也可能引起眼部缺血，出现视力下降，角膜、结膜水肿，前房细胞增多，出现房水闪辉、白内障、眼部疼痛、视网膜水肿等一系列改变，这些内容将在外科卷给予讨论。本节主要集中在内科疾病引起的眼部缺血性改变并且以眼底改变为讨论重点。

(一)病因与发病机制

≥90%的眼部缺血综合征是同侧颈动脉狭窄或闭塞引起，可以是颈总动脉或颈内动脉，动脉粥样硬化是主要原因。极少的报道还包括颈动脉瘤剥除、巨细胞动脉炎、脑基底异常血管网、纤维肌性发育异常、白塞病、外伤、炎症和放射性疾病,在中国比较常见的是鼻咽癌患者接受放疗之后。颈动脉疾病可以表现为眼部或者非眼部的症状。眼科表现的重要性不仅在于其发生率较高,而且常常是颈动脉疾病的首先表现,其表现形式可以多种多样。一些人表现为短暂性脑缺血发作(transient ischemic attach,TIA),如果这种缺血由颈动脉系统引起,可能出现半侧偏瘫,半侧感觉丧失,一过性黑蒙。也有一些人只有眼部表现,比如动脉阻塞引起部分或者完全性的视力丧失,或者仅仅是视力下降,或者由于眼缺血而出现的眼部疼痛。眼科医师需要熟悉一过性黑蒙的临床表现,因为它常常是由于身体同侧颈动脉溃疡性动脉粥样硬化栓子脱落引起。大约全部短暂性脑缺血发作的患者中约 1/3 可能发生中风。这一比例大概是同龄人群的 4 倍。并不是所有一过性黑蒙都是颈动脉疾病引起,其他可能引起一过性黑蒙疾病还包括偏头痛、心脏结构缺陷、眼动脉狭窄、眼动脉血管瘤、血液系统疾病以及高眼压、动脉低压以及一些不明原因的疾病。

(二)临床表现

多见于年纪大患者,平均年龄 65 岁(50~80 岁),没有种族差异,男性多于女性,约 2∶1。两眼均可发病,有 20% 的患者是双眼发病。每年发病率不详,但 Mueller 估计是 7.5 例/百万。

1.症状

颈动脉狭窄缓慢发展患者,开始时可没有症状。仅仅在偶然发生视网膜动脉微小栓塞和严重动脉狭窄时,才出现眼部症状。

(1)一过性黑蒙:是视力短时间丧失几秒或几分钟。大约 10% 的患者有此发作史。可以是颈动脉缺血引起短暂性脑缺血发作的表现,也可是栓子引起的视网膜中央动脉栓塞,血管痉挛也可是原因之一,最少见的是眼动脉狭窄引起。

(2)闪辉性暗点:又称暂时性不完全黑蒙,是在视野中央或附近的一个闪烁光点(暗点),暗点区不是全黑,但妨碍视觉,暗点以外视觉正常。一般是偏头痛先兆,在脑动脉痉挛和视网膜小动脉痉挛也可出现。

(3)延长光照恢复:是暴露强光后恢复视力时间延长,见于严重颈动脉阻塞患者,同时伴有视觉诱发电位(VEP)降低,与黄斑区视网膜缺血有关。在双侧严重颈动脉阻塞患者,暴露强光后,可发生双眼视力丧失。

(4)视力下降:突然的无痛性的单眼视力消失,患者通常描述为视觉突然变暗或变黑,之后视觉从一个象限开始恢复,然后扩展到全部视野或者表现为由暗变亮的过程,偶尔还有描述像拉开窗帘一样。一般持续 2~10 分钟,视力都可以恢复到以前的水平。发作频率变化没有太多规律,可以是每周 1~2 次,也可多到每天 10～20 次。多数下降比较快速甚至在几周内视力丧失,除非发生新生血管性青光眼,无光感少见。个别患者表现为突然的视力丧失,出现典型的黄斑樱桃红斑的视网膜中央动脉阻塞表现。

(5)眼部疼痛:是眼缺血的常见表现,多数患者表现为眼眶疼痛,胀痛或者钝痛。部分患者可能是由于继发性新生血管性青光眼导致的眼部疼痛,或者缺血导致角膜水肿进而引起疼痛。

2.体征

(1)眼外表现:偶尔在额部见到显著的侧支循环血管,在额头的一边与颈外动脉系统相沟通。这种侧支血管无触痛,可与扩张有触痛的巨细胞动脉炎相区别。

(2)眼前节改变:房水闪辉和浮游细胞,是缺血性葡萄膜炎的一种表现。大部分患者(2/3)首次就诊时有虹膜新生血管,即使前房角由纤维血管组织全部关闭,也仅约一半人有和发展到眼压轻度增高。眼部缺血对睫状体的血供减少,同时减少了房水生成,可解释高眼压少的这种现象。在虹膜红变患者,角膜后细沉着物、房水闪辉和浮游细胞阳性,瞳孔反应迟钝。在单侧眼部缺血患者,可发现患侧晶状体较健眼混浊,晚期可发展成完全混浊。

(3)眼后节改变:早期玻璃体透明,在继发新生血管出血患者,玻璃体积血。视网膜动脉常变细,而视网膜静脉则扩张,伴有出血,但不如糖尿病视网膜病变明显,可能是对血流减少的一种非特异性反应。在某些缺血眼,视网膜动静脉可以都变细。由于缺血损伤视网膜血管内皮细胞,在 80% 的患者可见到视网膜出血。出血通常位于中周部眼底,但也可扩展到后极部。出血形态以点和片状多见,偶尔见到视网膜表层的神经纤维层内出血。常见到微动脉瘤和毛细血管扩,部分患者可出现棉绒斑、自发性视网膜动脉搏动或视网膜动脉胆固醇栓子;也可出现前段缺血性视神经病变和极少数出现视网膜动静脉吻合。疾病发展,可在视盘和视网膜表面形成新生血管,玻璃体的收缩牵拉可引起玻璃体积血,严重病例发展成纤维血管增生。

黄斑樱桃红斑视网膜水肿仅发生在视网膜中央动脉急性阻塞患者,可以是栓子栓塞视网膜中央动脉,或是眼内压大于灌注压,后者多见于新生血管性青光眼。

(4)全身情况:眼部缺血综合征常常在一个或几个方面与动脉粥样硬化相关,常有动脉高血压病(73%)和同时存在糖尿病(56%)。还有一些患者同时有周边血管性疾病和做过旁路吻合手术病史。少见但非常严重的全身疾病是巨细胞动脉炎,可引起双眼缺血综合征。眼部缺血综合征患者的5年死亡率是40%,排在心血管疾病死亡的首要原因,占疾病的2/3,中风是第二个主要原因。因此,对眼部缺血综合征患者应该请心血管医师会诊,确立治疗方案。

3.辅助检查

(1)荧光素眼底血管造影(FFA):眼部缺血综合征患者臂-脉络膜循环时间和臂-视网膜循环时间延长。注射造影剂后到脉络膜出现充盈是5秒,在眼部缺血患者,出现斑片状和/或延迟脉络膜充盈。延迟充盈脉络膜血管的时间可达一分钟或更长时间,脉络膜充盈时间延迟是眼部缺血综合征最特异的FFA表现。视网膜动静脉过渡时间延长也是最常见的表现(尽管也能在视网膜中央动脉阻塞和中央静脉阻塞见到),视网膜动脉见到荧光素充盈的前锋和视网膜静脉在动脉充盈后长时间不充盈,都是典型的眼部缺血综合征表现。在晚期,出现视网膜血管染色,动脉比静脉更明显,慢性缺氧损伤血管内皮细胞是血管壁染色的原因。而在单纯视网膜中央动脉阻塞,视网膜血管壁不染色。缺氧和继发血管内皮损伤以及微动脉瘤渗漏可引起黄斑渗漏和水肿荧光染色,而视盘是弱荧光染色。FFA还可发现毛细血管无灌注,微血管瘤,一般在疾病发展一段时间才出现。

(2)视网膜电图(ERG):因为眼部缺血征患者脉络膜和视网膜同时缺血,所以ERG同时出现a波和b波峰值降低,单纯视网膜中央动脉阻塞仅出现明显的b波降低。

(3)颈动脉成像:颈部血管造影常用于可能有手术指征者或诊断不明患者,有≥90%的眼部缺血综合征患者造影发现单侧颈内动脉或颈总动脉阻塞。即使用非侵入式检查,如双超声检查、视网膜血压测量、眼体积描记法和眼充气体积描记法,也能在大多数患者发现颈动脉狭窄。

(三)诊断和鉴别诊断

1.诊断

(1)视力下降:有一过性黑蒙或闪辉性暗点病史,突然无痛性的单眼或双眼视力下降。

(2)眼部疼痛:可表现为眼眶疼痛,胀痛或者钝痛。

(3)眼底改变:视网膜动脉变细,静脉扩张或变细,中周部视网膜内点状和片状出血。FFA表现脉络膜和视网膜血管充盈时间延长,有动脉血管充盈前锋。

(4)全身疾病:引起颈外血管狭窄的各种疾病病史,比如鼻咽癌放疗之后,动脉粥样硬化等。对颈动脉狭窄患者,可以用手触摸双侧颈动脉的搏动力量,在颈动脉完全或者几乎完全闭塞的情况下,颈动脉的搏动会明显减弱甚至消失。听诊检查有时也有帮助,颈动脉狭窄时可能出现异常的血管杂音,杂音出现可以帮助诊断,但没有杂音并不能肯定排除颈动脉狭窄。而且如果颈动脉完全性闭塞时也不再会有杂音出现。

2.鉴别诊断

眼部缺血综合征最容易和视网膜中央静脉阻塞和糖尿病性视网膜病变相混淆,鉴别要点列在表 8-1。

表 8-1 眼部缺血综合征与视网膜中央静脉阻塞和糖尿病性视网膜病变鉴别

临床表现	眼部缺血综合征	视网膜中央静脉阻塞	糖尿病性视网膜病变
眼别	80%单眼	通常单眼	双眼
年龄	50～80 岁	50～80 岁	不定
静脉状态	扩张但不扭曲,串珠状	扩张和扭曲	扩张和串珠状
出血	周边,点状和片状	后极部,神经纤维层	后极部,点状和片状
微动脉瘤	中周部	不定	后极部
渗出	缺乏	少见	常见
视盘	正常	肿胀	在视盘病变时有改变
视网膜动脉灌注压	降低	正常	正常
脉络膜充盈	延迟和斑块状充盈	正常	正常
动静脉过渡时间	延长	延长	可以延长
视网膜血管染色	动脉	静脉	常缺乏

(四)治疗

1.内科治疗

因为动脉粥样硬化是眼部缺血综合征最常见的原因,应介绍患者见内科医师,控制引起动脉粥样硬化疾病的危险因素,如高血压、抽烟、糖尿病和高脂血症等。

2.病因治疗

详细的治疗方案需请内科或外科医师会诊后作出,这里只是简单介绍其基本的方法。①颈动脉内膜切除:适应患有溃疡性或者明显影响到血流动力学改变,但又没有完全阻塞的颅外颈动脉病变患者。单纯颈动脉明显狭窄,但没有出现短暂性脑缺血发作(TIA),不是外科手术的指针。②表浅颞侧动脉与中脑动脉搭桥术:适应颈动脉完全闭塞患者。

对于不适合手术的患者,可以考虑使用抗血小板凝集药物,应首选阿司匹林,但阿司匹林的最佳剂量还不能肯定。

3.眼科治疗

主要是针对眼部缺血综合征引起的并发症。当发生虹膜红变和/或视网膜新生血管时,要做全视网膜激光光凝,光凝后大约仅有36%的患者虹膜新生血管会消退。如果发生新生血管性青光眼,可首先使用局部和全身抗青光眼药物。局部点多种抗青光眼滴眼剂仍不能控制眼压,就要做青光眼滤过手术或引流阀植入。如果玻璃体混浊和眼压难以控制,可做玻璃体和晶状体切除术联合眼内睫状突光凝。在视力恢复无望和难以控制的新生血管性青光眼伴眼部疼痛,可选择经巩膜睫状突光凝或经巩膜冷冻睫状体。同时颈动脉内膜切除手术和外科搭桥手术都有减轻前段缺血,缓解眼疼痛的作用。

(五)治疗效果

眼部缺血综合征患者视力的自然过程尚不清楚,但在完全发展成眼部缺血的患者,视力将长期下降。当发生虹膜红变时,在一年内,超过90%的眼成为法律意义上的盲。

二、大动脉炎

大动脉炎又称非特异性主动脉炎和无脉病,是一种大血管的肉芽肿性炎症,出现血管内膜大量纤维化和血管狭窄。主动脉弓分支阻塞导致低灌注性视网膜病变,而累及肾动脉或肾下动脉,导致难以控制的高血压,则引起高血压性视网膜病变,两种情况可同时在一个患者身上出现。

(一)病因与发病机制

病因仍然不明确,准确地致病机制也还尚未弄清楚。相关的研究认为与风湿病、类风湿病、动脉粥样硬化、结核、巨细胞动脉炎、结缔组织病、梅毒、内分泌异常、代谢异常和自身免疫等疾病有关。发病机制有以下几种学说。

1.自身免疫因素

该学说认为本病可能与病原体感染后体内发生的免疫过程有关。其特点:①血沉快;②血清蛋白电泳常见有 7 种球蛋白、α_1 及 α_2 球蛋白增高;③C 反应蛋白、抗链"O"及抗黏多糖酶异常;④主动脉弓综合征与风湿性和类风湿性主动脉炎相类似;⑤肾上腺糖皮质激素治疗有明显疗效。

2.内分泌异常

本病多见于年轻女性,故认为可能与内分泌因素有关。有研究发现女性大动脉炎患者在卵泡及黄体期 24 小时尿标本检查中发现雌性激素的排泄量较健康妇女明显增高。临床上,大剂量应用雌性激素易损害血管壁,如前列腺癌患者服用此药可使血管疾病及脑卒中的发生率增高。长期服用避孕药可发生血栓形成的并发症。故认为雌性激素分泌过多与营养不良因素(结核)相结合可能为本病发病率高的原因。累及肾动脉,可引起严重的高血压,导致高血压视网膜病变。

3.遗传因素

近几年来,关于大动脉炎与遗传的关系受到重视。有比较典型的家族病例被发现,HLA分析也发现某些HLA抗原出现频率高,有统计学意义,如B5、B27、B51、Bw60、DR7、DRw10。

(二)临床表现

大动脉炎患者的年龄可是9～61岁,但以青年女性(15～30岁)较为多见,并不是每个大动脉炎患者都出现眼部表现。

1.症状

(1)全身症状:分为急性期(又称炎症期)和慢性期。急性期主要有不适、头痛、发热、盗汗、疲劳、厌食、体重减轻、呼吸困难、心悸、心绞痛、晕厥、偏瘫关节痛、肢体跛行和局部压痛。慢性期的突出表现则是全身各部位血管狭窄或闭塞所造成的一系列相应部位缺血性改变。由于病变部位和血管狭窄程度不同,临床表现非常广泛而不同,其主要的类型有头臂动脉型,胸、腹主动脉型;广泛型和肺动脉型。由于波及的器官和部位不同,因此产生的临床症状也千变万化。

(2)眼部症状:无论是慢性眼部缺血引起的眼部缺血综合征还是高血压引起的视网膜病变,视觉异常占大动脉炎患者的30%。可表视力缓慢下降或急性下降,可有一过性黑蒙,部分患者在转动头部时出现一过性视力丧失。前段缺血性视盘病变可出现视野缺损。发病时,可有眼部痛或无。

2.体征

(1)全身表现:血压升高或各肢体血压不同和下降,常有贫血。由于大动脉炎症部位不同,从升主动脉到腹主动脉和肾动脉及其分支受累及的表现各不相同,出现血管狭窄或阻塞后相应器官的病变体征,病变同侧桡动脉搏动可能消失,出现所谓"无脉症"表现。

(2)眼部表现:一般眼部无充血,前房闪辉和浮游细胞可是阳性,长期病变可发生白内障、虹膜红变和新生血管性青光眼。低灌注视网膜病变的体征主要是眼部缺血综合征表现,视网膜动脉变细,静脉充盈,可见棉绒斑和视网膜血管栓塞;中周部视网膜点片状多灶性出血,出血点大小不等。前段缺血性视神经病变可以是大动脉炎患者的首发症状,应注意检查是否由大动脉炎引起。晚期可能出现视盘萎缩,以及视网膜新生血管等表现。高血压性视网膜病变可出现长期视盘水肿、黄斑色素改变和渗出性视网膜脱离。

3.分型

Uyama 对大动脉炎视网膜病变分为 4 型(表 8-2)。

表 8-2　大动脉炎视网膜病变分型

分型	临床特征
Ⅰ型	视网膜静脉扩张
Ⅱ型	微动脉瘤形成
Ⅲ型	动静脉吻合
Ⅳ型	眼部并发症(白内障、虹膜红变、视网膜缺血、新生血管化和玻璃体积血)

(三)辅助检查

1.实验室检查

疾病活动时血沉增快,病情稳定血沉恢复正常。C 反应蛋白(一种非特异性炎症标志)增加,其临床意义与血沉相同。抗链球菌溶血素"O"抗体增加,但本病仅少数患者出现阳性反应。结核菌素试验,少数患者在疾病活动期白细胞增高或血小板增高,也为炎症活动的一种反应。

2.影像学检查

(1)数字减影血管造影(DSA):也就是数字图像处理系统,目前检查费用在不断下降,是一种较好的筛选方法。反差分辨率高,对低反差区域病变也可显示,检查时间短。对头颅部动脉,颈动脉,胸腹主动脉,肾动脉,四肢动脉,肺动脉及心腔等均可进行造影,一般可代替肾动脉造影,但是对器官内小动脉,如肾内小动脉分支显示不清,必要时仍需进行选择性动脉造影。

(2)动脉造影:可直接显示受累血管管腔变化,管径的大小,管壁是否光滑,影响血管的范围和受累血管的长度。

(3)电子计算扫描(CT):特别是增强 CT 可显示部分受累血管的病变。其表现包括血管腔管径不一,甚至管腔完全闭塞,管壁密度不均。

3.FFA

在晚期患者,臂-视网膜循环时间延长。造影表现有视盘缺血或水肿、视网膜动脉变细、静脉充盈、动静脉充盈时间延长、血管壁染色、毛细血管闭塞、微动脉瘤和动静脉吻合。

4.视网膜中央动脉压测量

部分患者可低于 4.67 kPa(35 mmHg),即使有高血压,也可出现视网膜中央动脉压降低。

(四)诊断和鉴别诊断

1.诊断主要依据

40 岁以下,特别是女性,出现典型症状和体征一个月以上;明确的缺血症状伴肢体和脑部颈动脉搏动减弱或消失或者血管杂音,桡动脉脉搏消失。血压降低或测不出。

2.鉴别诊断

(1)视网膜中央静脉阻塞:多是以视盘为中心的出血,主要表现为火焰状,其出血走行分布是与视网膜 Helen 纤维走行一致。呈放射性分布,视网膜静脉血管迂曲和扩张。而大动脉炎视盘可以正常,充血或者呈现出前段缺血性视神经病变类似的改变。

(2)前段缺血性视神经病变:本病可以是大动脉炎的眼部表现形式之一,因此在追查前段缺血性视神经病变的病因时,需要注意大动脉炎的可能。通过询问全身症状及测量各肢体血压,做心血管系统检查和相关的实验室检查以排除大动脉炎。

(3)眼部缺血综合征:可以是大动脉炎的眼部表现之一,因此重要的是在病因排查时要进行相关的检查,包括血压,动脉血管造影,血沉和 C 反应蛋白。通过相关检查明确眼部缺血综合征。

(五)治疗

1.内科治疗

内科治疗包括控制大动脉炎引起的各种并发症,使用肾上腺糖皮质激素药物改善症状,控制病情,必要时可以使用免疫抑制剂。长期使用肾上腺糖皮质激素应注意激素的并发症,如肾上腺糖皮质激素性白内障和青光眼。对高血压引起的视网膜病变,应及时使用降血压药物控制血压。扩血管抗凝改善血循环药物能部分改善因血管狭窄较明显患者的临床症状。

2.外科治疗

外科治疗包括使用球囊扩张介入治疗,但它与动脉硬化闭塞症不同,有的因全动脉壁炎症纤维增厚而扩张困难甚至数月后弹性回缩,再出现狭窄,这种情况可考虑放置内支架。由于创伤小,方法简单,目前技术比较成熟也可首选。如果仍然不成功或复发可试行手术治疗,手术治疗目的是重建狭窄或阻塞血管的血液循环,从而达到保护重要脏器的功能。

3.眼科治疗

若发生视网膜缺血性改变,做全视网膜光凝,预防新生血管形成和新生血管性青光眼。

第五节 急性视网膜色素上皮炎

急性视网膜色素上皮炎(acute retinal pigment epithelitis,ARPE)由 Krill 在 1972 年首次描述,是一种较少见的黄斑区视网膜色素上皮层面的特发性自限性炎症病变。多见于健康的年轻人,可累及单眼或双眼,以单眼常见。全身检查多无异常。

一、病因与发病机制

本病的病因及发病机制仍不清楚。一直认为本病是视网膜色素上皮的炎症改变,其病程表现为急性过程,因而怀疑与病毒感染有关(如登革热病毒、肝炎病毒)。也有报道静脉注射唑来膦酸后出现 ARPE 的病例。

二、临床表现

(一)症状

大部分患者起病前无明显病史。可表现为突发的中心视力下降,视物变形,部分患者无明显症状。视力一般在 0.1~1.0 之间,约 3/4 患者视力在 0.7 以上。

(二)体征

一般无眼前节表现,一些病例偶见轻度玻璃体炎。

眼底检查可见黄斑区散在的视网膜下成簇排列的略呈灰褐色的针点状病灶,周围环绕淡黄色的脱色素晕环,黄斑中心凹反光弥散或不可见。病灶在 1~3 个月后渐消退,患者视力多恢复,但黄斑区可遗留轻度的色素紊乱。病变一般限于黄斑区,有时也可见到黄斑外病灶,但很罕见。视神经、视网膜和视网膜血管正常,没有视网膜下液体、视网膜水肿和血管周围炎。

(三)辅助检查

1.荧光素眼底血管造影(FFA)

病灶中央的成簇的针点状病灶表现为全程弱荧光,周围的晕环表现为多发点状透见荧光,呈蜂巢样"中黑外亮"外观,部分晚期可有染色。极少数情况下,FFA 不能发现黄斑病变。

有时,视盘周围区域可能受累,罕见情况下,强荧光点在造影后期出现轻微的边缘模糊。

2.吲哚青绿脉络膜血管造影(ICGA)

早期黄斑区斑驳状强荧光,后期黄斑区花结状强荧光。

3.相干光断层扫描仪(OCT)

OCT 显示椭圆体(IS/OS)带局部较窄的断裂、模糊,嵌合体带有较宽的断裂,两者之间可见圆顶状强反射灶。几项 OCT 研究提示病变部位位于神经视网膜外层及其与 RPE 相关的区域,而另一项利用 OCT 观察了 4 例患者的病例报道提示病变最初累及光感受器外节与 RPE 细胞顶面之间连接处。视网膜内、视网膜下、RPE 下液体很少见。部分患者在恢复期可观察到椭圆体(IS/OS)带断裂的修复,视力也多恢复正常,而部分视力未完全恢复患者仍可观察到椭圆体(IS/OS)带的断裂,提示视力恢复可能与恢复期时椭圆体(IS/OS)带是否断裂有关。

4.Amsler 检查

可发现中心视野区有扭曲变形。

5.视野检查

可发现中心暗点,多表现为相对暗点。

6.色觉检查

可有异常。

7.眼电图检查

可正常或因广泛的 RPE 改变而异常,但随着临床表现的消失,上述客观检查也可完全恢复正常。

三、诊断和鉴别诊断

(一)诊断

依据年轻健康成年人急性视力下降和视物变形的病史,眼底改变、FFA、ICGA 和 OCT 检查结果,一般可诊断,需要与以下疾病鉴别。

(二)鉴别诊断

1.慢性中心性浆液性脉络膜视网膜病变(慢性中浆)

急性视网膜色素上皮炎与慢性中浆在检眼镜和 FFA 检查中较难鉴别。慢性中浆的 OCT 表现为 RPE 局部的单个结节状突起,小色素上皮脱离,神经上皮浅脱离,与 ARPE 不同,慢性中浆的 ICGA 表现为多灶性脉络膜通透性增强,这些均有助于与 ARPE 的鉴别。

2.急性后极部多灶性鳞状色素上皮病变(APMPPE)

APMPPE 多急性起病,典型表现为视网膜下的多发的灰白色扁平鳞状病灶,病灶比 APRE 的大。FFA 早期病灶呈弱荧光,随时间延长,病灶渐染色,与 ARPE 的"中黑外亮"表现不同。

3.多发性一过性白点综合征

本病起病急和眼底出现灰白色点状病变类似 ARPE,但其特征是包括黄斑的后极广泛区域的多灶性、灰白色浅淡斑点,边界模糊,大小 $100\sim200~\mu m$,位于视网膜深层或视网膜色素上皮层。

4.多灶性脉络膜炎合并全葡萄膜炎(MCP)

常双眼发病,伴有前葡萄膜炎和玻璃体炎。急性期眼底散在多个圆形、椭圆形或多边形边界模糊的黄白色或灰黄色病灶,直径在 $50\sim350~\mu m$,最终可萎缩伴色素脱失或瘢痕形成。急性期病灶在 FFA 早期强荧光,晚期渗漏,ICGA 表现为弱荧光,OCT 显示病灶位于视网膜外层和脉络膜内层,急性期在 RPE 下有驼峰状隆起,恢复期瘢痕处出现视网膜挖凿征。

四、治疗

治疗禁忌用皮质类固醇药物,严重者可用非类固醇类激素。考虑为病毒感染者可用抗病毒药物治疗。可使用改善眼底微循环及营养视网膜药物,如卵磷脂络合碘、复方血栓通、维生素 A、维生素 E 以及甲钴胺类。也可考虑用高压氧治疗。

五、治疗效果

大多数有自限性,在 3 个月内完全恢复,视力预后良好,很少复发。

第九章

玻璃体疾病

第一节　玻璃体先天异常

一、永存玻璃体动脉

(一)概述

在胚胎发育到 8 个月左右,原始玻璃体内玻璃体动脉完全消失。若不退化或退化不完全,则形成永存玻璃体动脉。

(二)临床表现

(1)临床上无症状,或感觉眼前条索状黑影飘动。

(2)视盘直到晶状体后面的玻璃体内可见条索状、扇状或漏斗状灰白组织,可随眼球运动而反向运动。灰白组织内动脉可完全闭塞。也可以含有血液。

(3)视盘前或玻璃体中可见漂浮的囊肿。

(4)晶状体后极部玻璃体内有灰白致密混浊点,与晶状体接触。

(三)诊断

根据临床表现,可以诊断。

(四)鉴别诊断

1.玻璃体机化

玻璃体内组织不与视盘和晶状体相连,可发生于玻璃体任何部位。

2.后极部白内障

在晶状体后极部囊下可见混浊斑点,其后玻璃体正常。

3.视盘前增殖膜及其附近视网膜表面增殖膜

可部分或全部遮挡视盘,很少侵入玻璃体。

(五)治疗

(1)永存玻璃体动脉不影响视力时无须处理。

(2)残留的膜组织干扰光线进入眼内时,会影响视力发育,应行玻璃体切除手术。

(六)临床路径

1.询问病史

重点询问母亲怀孕史。

2.体格检查

视力、眼球位置、眼后节的情况,尤其视盘和玻璃体的情况。

3.辅助检查

超声扫描。

4.处理

玻璃体残留膜组织影响视力发育时,应行玻璃体切除手术。

5.预防

保证母体健康怀孕,有助于胎儿良好发育。

二、永存原始玻璃体增生症

(一)概述

永存原始玻璃体增生症是原始玻璃体未退化的结果。

(二)临床表现

(1)见于足月生产的婴儿或儿童,90%为单眼发病,伴有斜视、小眼球、浅前房、小晶状体。

(2)瞳孔区发白,瞳孔不易散大。

(3)晶状体后灰白膜组织,轴心部较厚。有时膜组织内可见永存玻璃体动脉。

(4)晶状体周围看到拉长的睫状突。

(5)晶状体后囊破裂、晶状体混浊及晶状体吸收变小,纤维组织长入晶状体内。

(6)偶见视盘周视网膜皱褶、视盘纤维增生伴玻璃体纤维条索。

（三）诊断

根据白瞳孔、晶状体后灰白膜组织、小眼球、浅前房和小晶状体等临床特征，可以诊断。

（四）鉴别诊断

1.早产儿视网膜病变

早产儿视网膜病变好发于早产儿，出生体重轻，有吸氧史。大多双眼发病，晶状体正常，其后玻璃体纤维组织增殖以及视网膜脱离。

2.视网膜母细胞瘤

通常双眼发病，无小眼球，B超提示有钙化。

3.家族性渗出性视网膜病变

多双眼发病，有家族史，荧光素血管造影和基因检测可协助鉴别诊断。

（五）治疗

（1）无有效药物治疗。

（2）行玻璃体切除手术。

（六）临床路径

1.询问病史

重点是母亲怀孕史。

2.体格检查

外眼和前后节均需详细检查。

3.辅助检查

眼B超检查。

4.处理

根据患眼病变情况，适合手术条件可考虑玻璃体切除手术。

5.预防

保证母亲怀孕期间胎儿正常发育，出生后应定期随诊。

三、遗传性玻璃体视网膜变性

（一）概述

遗传性玻璃体视网膜变性是一种常染色体显性遗传病。玻璃体视网膜病变有两种类型，只有眼部改变的称Wegener病，同时有眼部和全身改变的称Sticker病。

(二)临床表现

(1)中度或高度近视。

(2)晶状体后皮质点状混浊。

(3)玻璃体液化。

(4)赤道部可见白色,伴透明有孔的无血管膜。

(5)眼底脉络膜萎缩灶、周边视网膜血管旁色素沉着、血管白鞘和硬化。

(6)口面部形态及功能异常,骨骼及关节异常。

(7)常染色体显性遗传。

(三)诊断

根据中高度近视,晶状体、玻璃体和眼底的改变,可以诊断。

(四)鉴别诊断

1.早产儿视网膜病变

早产儿视网膜病变好发于早产儿,出生体重轻,有吸氧史。晶状体正常,其后玻璃体纤维组织增殖,无脉络膜萎缩及周边视网膜血管旁色素沉着、血管白鞘和硬化等。

2.永存玻璃体增生症

从视盘直到晶状体后玻璃体内有条索状、扇状或漏斗状灰白组织。无高度近视、无脉络膜萎缩、周边视网膜血管旁色素沉着、血管白鞘、硬化等。

3.玻璃体机化

组织可发生于玻璃体任何部位。很少合并高度近视、脉络膜萎缩及周边视网膜血管旁色素沉着、血管白鞘、硬化等。

(五)治疗

(1)对症治疗。

(2)活血化瘀、支持疗法。

(3)玻璃体膜广泛,影响视力发育,则予以手术治疗。

(六)临床路径

1.询问病史

注意有无家族史。

2.体格检查

主要检查眼前、后节,并进行验光。

3.辅助检查

全身骨骼、关节、口面部检查及实验室染色体检查。

4.处理

玻璃体膜广泛,影响视力时可行手术治疗。

5.预防

出生后密切随诊。

第二节 玻璃体变性和后脱离

一、玻璃体变性

(一)概述

玻璃体变性主要表现为玻璃体凝胶主体出现凝缩和液化,是透明质酸解聚的结果。玻璃体变性可发生在老年人、高度近视眼、玻璃体积血、眼外伤、玻璃体炎症、感染、玻璃体内药物治疗,以及视网膜激光、电凝、冷凝后。

(二)临床表现

1.玻璃体浮影

眼前出现各种形状的暗影。

2.老年性玻璃体变性

若出现急性玻璃体后脱离,眼前突然出现漂浮物,伴有闪光感。

3.高度近视眼玻璃体变性

与老年性玻璃体变性相似,但更易发生视网膜裂孔和脱离。

4.白星状闪辉症

玻璃体内可见数以百计的白色球形或碟形的小体,如雪球漂浮在玻璃体中。

5.眼胆固醇沉着症

液化的玻璃体内出现白色的结晶状体。

6.玻璃体淀粉样变性

可视力减退,玻璃体内可见线样或棉絮状混浊。有的与视网膜表面相粘连。

(三)诊断

(1)根据散瞳后玻璃体所见,可以诊断。

（2）眼部 B 超检查有助于诊断。

（四）鉴别诊断

玻璃体炎症 玻璃体尘状、白点状、灰白云块样炎性混浊,并有眼前节、后节的炎症反应。

（五）治疗

（1）如不影响视力,无须治疗。

（2）玻璃体淀粉样变性严重影响视力时,可考虑行玻璃体切割术。

（六）临床路径

1.询问病史

眼前有无黑影漂动,发生的速度,有无其他眼部不适。

2.体格检查

最好散瞳后以检眼镜、前置镜或三面镜详细检查玻璃体。

3.辅助检查

眼部 B 超检查。

4.处理

不影响视力时无须治疗,严重影响视力时可行玻璃体手术。

5.预防

无有效的预防措施。

二、玻璃体后脱离

（一）概述

在玻璃体发生液化的过程中,尚未液化的胶样玻璃体较水样液稍重。当玻璃体中央部形成的液腔逐渐扩大,但尚未移至后部玻璃体腔时,日常眼球活动可使液化玻璃体随之移动,胶样玻璃体下沉并前移,可导致玻璃体后皮质与视网膜分开,形成玻璃体后脱离（posterior vitreous detachment,PVD）。

（二）临床表现

（1）眼前出现不同形状的漂浮物,随眼球运动而改变位置。

（2）视物模糊,眼前闪光,常见于光线暗时,多位于颞侧。

（3）检查玻璃体可发现一个或多个分散的浅灰色玻璃体混浊物,常呈环形,悬浮于视盘之前,称为 Weiss 环。

（4）当眼球运动时,玻璃体内混浊的漂浮物来回移动。

(5)可有玻璃体积血,周边视网膜或视盘边缘出血。

(6)前玻璃体内出现色素性细胞。

(7)可有视网膜裂孔及视网膜脱离。

(8)可导致黄斑牵拉综合征或黄斑裂孔。

(三)诊断

(1)根据患者的自觉症状和散瞳后玻璃体内所见,可以诊断。

(2)眼部超声扫描可证实诊断。

(3)OCT可协助诊断,尤其有助于黄斑牵拉综合征和黄斑裂孔的诊断。

(四)鉴别诊断

1.玻璃体炎症

可见玻璃体尘状、白点状、灰白云块样炎性混浊。玻璃体内细胞可见于前、后玻璃体。并有眼前节、后节的炎症反应。

2.闪辉暗点

患者自述眼前有锯齿形闪光,逐渐增大,有时呈多彩,持续大约20分钟后消失。其后可有或没有偏头痛。检查玻璃体和视网膜均无异常。

(五)治疗

(1)对于PVD,无须治疗。

(2)如合并有视网膜裂孔,应尽快施行激光或冷凝治疗,以免发生视网膜脱离。

(3)若发生视网膜脱离应尽快采取手术治疗。

(4)若合并黄斑牵拉综合征或黄斑裂孔,可考虑玻璃体手术治疗。

(六)临床路径

1.询问病史

眼前有无飘动黑影,发生的速度,有无其他眼部不适。

2.体格检查

散瞳后以检眼镜(最好间接检眼镜)、前置镜或三面镜详细检查玻璃体。

3.辅助检查

眼部B超检查、OCT检查。

4.处理

PVD无须治疗。如有视网膜裂孔、玻璃体积血、黄斑牵拉综合征或黄斑裂孔应给予相应的治疗。

5.预防

控制发生玻璃体液化的原发疾病。

第三节 玻璃体积血

一、概述

当视网膜、葡萄膜或巩膜血管破裂,使血液流入和积聚在玻璃体腔内时,称为玻璃体积血。玻璃体积血由多种原因引起,常见的有视网膜血管性疾病,如视网膜静脉周围炎、糖尿病性视网膜病变、视网膜静脉阻塞等,以及视网膜裂孔、眼外伤、手术、年龄相关性黄斑变性、外层渗出性视网膜病变、玻璃体后脱离、视网膜血管瘤、脉络膜黑色素瘤及系统性血管和血液病、蛛网膜下或硬脑膜下腔出血等。出血可进入玻璃体凝胶的间隙中。当玻璃体为一完整凝胶时,来自视网膜血管的出血常被局限于玻璃体与视网膜之间的间隙中,称为玻璃体后界膜下出血。玻璃体积血不仅影响视力,而且积血长期不吸收会导致玻璃体变性及增殖性病变。

二、临床表现

(1)少量出血时患者可有飞蚊症。出血前玻璃体对视网膜产生牵拉时,可有闪光感。出血量较多时可有暗点及红视症。大量出血则严重影响视力,直至无光感。

(2)后界膜下出血常不凝固,可随体位的变换而改变其形态。

(3)血液进入玻璃体凝胶的间隙后可凝固。少量积血玻璃体内可见灰尘状、条状、絮状血性浮游物。较多积血时玻璃体内出现形状不一的血凝块。新鲜积血的血凝块呈鲜红色,时间久则发暗,以后分解、吸收逐渐变成棕黄或灰白混浊。大量积血时玻璃体腔完全被积血充满,眼底不能窥入。

(4)玻璃体积血可发生玻璃体凝缩、玻璃体炎症、玻璃体机化、铁血黄色素沉着、溶血性青光眼和血影细胞青光眼等并发症。

(5)超声检查可提示玻璃体积血。

三、诊断

根据视力突然减退、眼前浮影飘动、玻璃体可见血性浮游物、出血混浊块等可以作出诊断。超声检查提示玻璃体积血,可明确诊断。

四、鉴别诊断

(一)玻璃体变性

玻璃体可见点状、丝状、网状及块状混浊,无血性物,多无视力变化。

(二)玻璃体炎症

玻璃体尘状、白点状、灰白云块样炎性混浊,并有眼前节、后节的炎症反应。

五、治疗

(1)针对引起出血的病因治疗。

(2)新鲜积血时应减少活动,可用止血药物如云南白药、巴曲亭、酚磺乙胺等。陈旧积血给予碘剂、纤溶酶和透明质酸酶等。

(3)玻璃体混浊,积血不吸收,严重影响视力或反复积血者可行玻璃体切除手术。

六、临床路径

(一)询问病史

了解全身和对侧眼状况及既往治疗经过。

(二)体格检查

重点检查玻璃体和视网膜。

(三)辅助检查

眼部 B 超检查。

(四)处理

止血药物及病因治疗,反复积血或大量积血时可行玻璃体切除手术,清除积血。

(五)预防

控制原发病及手术消除积血原因。

第四节　睑　内　翻

睑内翻是指睑缘内卷、睫毛倒向眼球的睑缘位置异常状态。内翻的眼睑和倒睫,摩擦角膜和结膜,轻者发生异物感、疼痛、流泪等症状,重者可造成角膜炎性浸润和溃疡,最终导致角膜白斑,严重危害视力。

一、分类

睑内翻分先天性和后天性两类,前者主要发生在婴幼儿,后者包括急性痉挛性脑内翻、慢性痉挛性睑内翻和瘢痕性睑内翻。

(一)先天性睑内翻

先天性睑内翻多见于婴幼儿,由于婴幼儿的睫毛细软,刺激症状一般不明显。本病只发生于下睑近内眦部。随着年龄的增长,鼻梁发育,睑内翻常可自行消失,不必急于手术。如长至5~6岁,倒睫仍未消失,刺激角膜和流泪者,可考虑手术治疗。

(二)后天性睑内翻

1.急性痉挛性睑内翻

急性痉挛性睑内翻多由于炎症刺激近睑缘的眼轮匝肌引起反射性痉挛,以致睑缘向内卷形成睑内翻。一般只是暂时性的,待炎症消退,痉挛消除,眼睑可复原,不须手术治疗。

2.慢性痉挛性睑内翻

慢性痉挛性睑内翻又称老年性睑内翻,多发生于下睑。目前认为这种睑内翻是由于下睑缩肌(为下睑筋膜、腱膜和 Müller 肌的总称)无力,眶隔和下睑皮肤松弛所致。在上述病理基础上,刺激因素刺激眼轮匝肌产生反射性痉挛,致下睑内翻。

3.瘢痕性睑内翻

瘢痕性睑内翻多由严重沙眼、睑板睑结膜化学烧伤、外伤产生结膜或睑板的瘢痕收缩,使睑缘向内卷转所致。瘢痕性内翻是持久的,只有手术治疗才能治愈。

二、手术治疗

(一)缝线矫正法

缝线矫正法适用于先天性睑内翻、老年性睑内翻。

于下睑中央、中外 1/3、中内 1/3 交界处共做 3 对褥式缝线。将 3-0 双针无创缝针从穹隆部结膜相距 3 mm 分别进针,穿过筋膜、眶隔,经睑板前至距下睑缘 2 mm 处皮肤面出针,3 对褥式缝线垫以凡士林纱卷分别结扎,结扎紧度以轻度睑外翻为宜。若矫正不满意,可在睑结膜面相当睑板下沟处,将结膜、睑板层间切开,然再结扎上述 3 根褥式缝线(图 9-1)。术后包扎 1 天,5～7 天拆线。

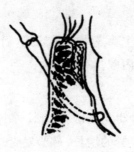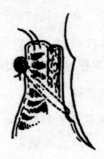

图 9-1　缝线矫正法

(二)部分皮肤眼轮匝肌切除术

部分皮肤眼轮匝肌切除术适用于老年性睑内翻、小儿先天性睑内翻。

距下睑缘 2 mm 处做与睑缘平行的皮肤切口,剥离暴露其下面的睑板前眼轮匝肌,沿切口方向剪除一条皮肤、皮下组织及眼轮匝肌(眼轮匝肌不可切除过多)。从切口下缘皮肤面进针,通过眶隔膜与下睑板下缘,再自切口上缘皮肤面出针缝合。

(三)何氏(Hortz)手术

何氏手术适于睑板肥厚的瘢痕性睑内翻。

沿重睑线切开皮肤(若睑内翻严重,切口应距睑缘 3 mm;如皮肤松弛,可切除部分皮肤),显露睑板及睑板前上睑提肌腱膜,剪除切口下缘皮下的眼轮匝肌,将睑板前的上睑提肌腱膜睑向睑板上缘推,楔形切除一条睑板,但勿切穿睑板。由皮肤切口下缘 1 mm 皮肤穿入,再经睑板楔状切口上缘及切口上缘皮肤穿出,结扎缝线(图 9-2),如此缝合 5～7 根。

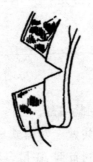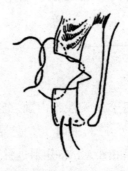

图 9-2　Hortz 手术

(四)睑板切断术(潘作新法)

睑板切断术适用于瘢痕性睑内翻。距睑缘 2～3 mm 与睑缘平行的睑板下沟处,将结膜与睑板切断,切口达内外眦角。于睑中央、中内 1/3、中外 1/3 处做 3 对双针缝线(3−0 无创双针缝线),分别从睑板切口上缘睑结膜穿入,经睑板于睫毛上 1～2 mm 处穿出皮肤,缝线结扎于凡士林纱卷上(图 9-3)。

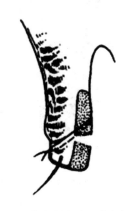

图 9-3　睑板切断术(潘作新法)

(五)睑板切断术(王导先法)

睑板切断术适用于瘢痕性睑内翻。于睑板下沟处切断睑板。睑中央、中内 1/3、中外 1/3 处做 3 对褥式缝线,于穹隆结膜进针,经睑板前于睑缘上 3～4 mm 皮肤处穿出,结扎缝线(图 9-4)。

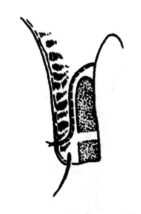

图 9-4　睑板切断术(王导先法)

(六)睑板切断术(Weis 法)

睑板切断术适用于较严重的瘢痕性睑内翻。距睑缘 3～4 mm 平行睑缘切开皮肤及眼轮匝肌,翻转眼睑,于皮肤切口相对应处横行切开结膜及睑板,将两切口贯通。做3对褥式缝线,由结膜切口穹隆端进针,经睑板前于近睫毛根部出针,结扎(图9-5)。皮肤切口间断缝合。

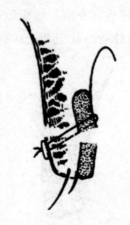

图 9-5　睑板切断术(Weis 法)

(七)睑板全切除术(Kuhnt 法)

睑板全切除术适用于严重的瘢痕性上睑内翻,将其肥厚变形的睑板组织切除,通过睑结膜作全层眼睑的褥式缝线,以加强睑缘组织的外翻。

睑结膜距睑缘2 mm 处做平行于睑缘的切口,分离睑结膜,游离并切除睑板。于睑中央、中内及中外1/3处做3对褥式缝线,双针由穹隆结膜进针,在距睑缘3 mm 处穿出皮肤,结扎(图9-6)。为了避免可能引起不同程度的睑下垂,可考虑保留部分睑板上缘组织。

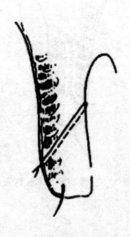

图 9-6　睑板切断术(Kuhut 法)

(八)黏膜移植再造睑缘

黏膜移植再造睑缘适用于部分或全部眼睑缘间组织缺损致部分或全部睑内翻倒睫。必须修复了睑缘间缺损才能矫正倒睫,否则其他矫正睑内翻手术是无效的。于睑缘缺损部切开2～3 mm深度,缺损两端做1 mm垂直切口。楔形切取宽4 mm、较睑间缺损长2 mm的下唇口腔黏膜,供区直接拉拢缝合,将唇黏膜植入睑缘间缺损的切口内。自切口睑板侧缝入,穿过黏膜基底,于距睑缘2 mm皮肤面穿出,将唇黏膜结扎缝合固定(图9-7)。所植黏膜较正常缘间略隆起,以防日后收缩。局部每天滴复方蜂蜜眼液及抗生素软膏,严防黏膜干燥、结痂。术后7天拆线。

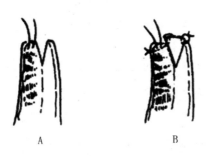

图 9-7 黏膜移植再造睑缘

A.睑缘缺损部切开;B.唇黏膜植入睑缘间缺损的切口内

第五节 睑 外 翻

睑外翻是睑缘离开眼球,睑结膜向外翻转的反常状态。轻症者仅睑缘离开眼球,眼睑不再紧贴眼球。重症者眼睑向外翻转,睑结膜暴露。下睑较上睑易发生外翻,因下睑睑板较小且受重力的影响,而上睑只有当皮肤缺失较多时才会发生。由于眼睑位置发生变化,临床上产生以下症状。①泪溢:泪小点随眼睑向外翻出,不再与眼球表面接触,泪液不能顺利地由泪道排出,导致眼泪经久外溢。②睑结膜长期暴露在空气之中,可以引起结膜的慢性炎症,久后可导致充血、干燥、肥厚增生、角化等。③眼睑闭合不全:角结膜长期暴露,眼球表面泪膜破坏,失去了它对眼球,尤其是角膜的保护作用,易发生暴露性角膜炎及溃疡,甚至失明。

一、分类

根据不同的病因,睑外翻分以下 5 种。

(一)瘢痕性睑外翻

瘢痕性睑外翻临床上最为常见,一般下睑比上睑多见。常见的原因有创伤、烧伤、眼睑化脓性炎症、眶骨骨髓炎、睑部手术过多地切除了眼睑皮肤及软组织等。由于眼睑皮肤及深部软组织有大量瘢痕形成,广泛瘢痕收缩牵引导致眼睑外翻。

(二)老年性睑外翻

老年性睑外翻较常见,仅限于下睑。由于老年人的眼轮匝肌无力,眼睑皮肤及外眦韧带也较松弛,使睑缘不能紧贴眼球,并因下睑本身的重量使之下坠而引起下睑外翻。重症者下睑部分向外翻转,尤其是下睑外侧 1/2 更为明显。如同时有慢性结膜炎、沙眼、睑缘炎或泪道阻塞,则所造成的流泪现象加剧和继发的皮肤湿疹,以及不断向下揩拭眼泪动作,更加重外翻。

(三)麻痹性睑外翻

麻痹性睑外翻较多见,仅限于下睑。由于面神经麻痹,眼轮匝肌收缩功能丧失,张力明显减弱,因下睑本身的重量使之下坠外翻。轻症者仅表现为轻度下睑外翻,眼睑闭合不全。长期或严重的眼睑外翻可发生暴露性角膜炎。

(四)痉挛性睑外翻

痉挛性睑外翻多见于儿童及青少年。多由于角膜、结膜等的急性炎症所引起。因为眶内脂肪和眼球本身充分支持眼睑,而眼睑皮肤又富于弹性,眶部眼轮匝肌的痉挛收缩,可能发生暂时性痉挛性外翻,特别在眼球突出和角膜葡萄肿等时更易发生。

(五)先天性睑外翻

先天性睑外翻极为少见,新生儿常伴有其他眼部先天异常,一般多出现在上睑,单双侧均可发生。往往伴有结膜水肿,水肿的结膜甚至可脱垂于睑裂外,暴露的结膜受刺激后,可引起眼轮匝肌痉挛,使外翻的上睑不能自行复位。少数病例可在 3～4 周内自行消失。

二、手术治疗

(一)瘢痕性睑外翻矫正术

瘢痕性睑外翻由于病因不同,其外翻程度、范围等差别很大,其共同特点为:

皮肤、皮下组织、眼轮匝肌、睑板等均有一定程度的破坏或缺损,产生不同程度瘢痕组织及瘢痕收缩。需切除瘢痕组织、松解挛缩方可使外翻眼睑复位。由于睑外翻的程度不同,选用的手术方法也不一样,但原则上应以局部组织修复为首选,使修复组织与周围正常组织的色泽、质地尽可能一致。常见手术方法有以下几种。

1."V-Y"成形术

"V-Y"成形术适用于下睑中央部轻度外翻且无广泛瘢痕挛缩者。距下睑缘0.5～1.0 cm 设计基底向睑缘的"V"形切口。切开皮肤、皮下组织,彻底松解瘢痕组织,使下睑缘恢复与眼球的接触,切口两侧亦作充分的皮下分离。将三角瓣向上推进,创面缝合形成"Y"形,使下睑组织上提复位(图 9-8)。

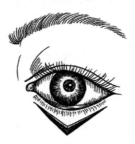

图 9-8 "V-Y"成形术

2."Z"成形术

"Z"成形术适用于上、下睑中央部条索状瘢痕挛缩所致的轻度睑外翻。在与睑缘垂直方向走行的瘢痕上,顺其主要的牵拉方向做皮肤切口。切口两端各做一个方向相反的分叉切口,形成两个三角形皮瓣,两臂与中轴的夹角以 45°～60°角为宜。彻底松解皮下纵向索状瘢痕,使眼睑恢复正常位置。潜行分离创缘周围皮下组织,皮瓣交叉转移,间断缝合皮下及皮肤(图 9-9)。

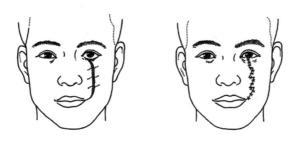

图 9-9 连续"Z"成形术

3.易位皮瓣转移术

易位皮瓣转移术适用于较重的瘢痕性下睑外翻。彻底松解挛缩,使睑缘复位。根据继发形成的创面大小及位置设计颞部(蒂在下)或颧部(蒂在上)皮瓣，皮瓣大小较创面面积扩大约 1/4。切取皮瓣，易位修复睑部创面，皮下、皮肤逐层缝合，皮瓣供区直接拉拢缝合(图 9-10)。术后注意皮瓣血运。

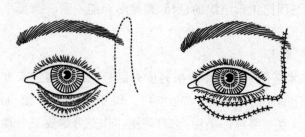

图 9-10　颞部易位皮瓣转移术

4.游离全厚皮片移植整复术

游离全厚皮片移植整复术适用于严重的瘢痕性睑外翻。切口距睑缘约 3 mm 与睑缘平行，两端应超过内外眦水平线，内外侧可分别作鱼尾状附加切口。切开皮肤、皮下组织，彻底松解挛缩的瘢痕组织。松解时应在不同水平位置松解瘢痕，使上睑缘达下眶缘或下睑缘达上眶缘。按创口大小形状，于耳后、锁骨上或上臂内侧取全厚皮片(图 9-11)。间断缝合固定，打包加压固定。术后 3～5 天打开双眼绷带敷料，并清洁双眼，术后 6～8 天打开打包加压敷料，间断拆线，术后 10 天可全部拆线。如上下睑同时外翻，可先矫正上睑外翻，3 个月后再矫正下睑外翻。皮片移植后可发生皮片收缩而造成继发性外翻，如发生，可在 6 个月后再次植皮矫正。

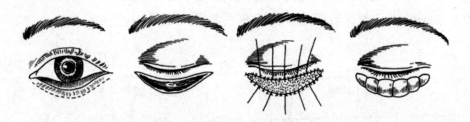

图 9-11　游离皮片移植整复术

(二)老年性睑外翻

老年性睑外翻存在下睑眼轮匝肌无力及内外眦韧带张力不足的病理基础，因此手术的目的是紧缩下睑，横向缩短眼睑长度，加强张力，加固眼轮匝肌力量，促使下睑恢复正常位置。

1.Kuhut-Szymanowski 手术

沿下睑中外 2/3 灰线切开,劈成内、外两片。外片含皮肤肌肉,内片含结膜、睑板。内片中央部分切去一个底朝睑缘的小三角瓣,宽度以睑缘缝合后能紧贴眼球为度。将下睑外眦角切口向外延长切开皮肤,其长度较切除的三角瓣基底长 2～3 mm。再从外眦角向下以延长切口线为底,切除三角形皮肤。下睑外半部作肌层下分离。结膜下缝合睑板三角创面,缝合下睑拉至外眦后的创缘(图 9-12)。

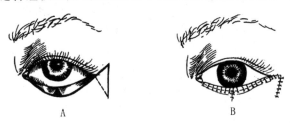

图 9-12 Kuhut-Szymanowski 手术

A.切口设计;B.缝合完毕

2.Imre 手术

在下睑外翻程度最大部分沿灰线劈成内外两片。在内片切除一小三角形组织,以消除外翻为度;于外片切去一个皮肤轮匝肌三角组织,大小与内片的三角相等,两个三角瓣不在同一平面上(图 9-13)。分别缝合内外片的三角创面。缝合睑缘切口。

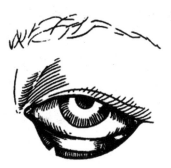

图 9-13 Imre 手术

3.Blaskovic 术

于下睑中央部距睑缘 2～3 mm 处做平行睑缘的皮肤切口,切口顺睑缘向鼻上侧伸延,长度10～15 mm。切口的鼻侧端向下做垂直切口,长度 10～15 mm。在皮肤与眼轮匝肌间潜行分离;切口的颞侧端做包括切口上方的皮肤、睑缘、眼轮匝肌,睑板的"U"形切除,切除范围以使眼睑与眼球密切接触为准(图 9-14)。睑板埋藏缝合,分层缝合眼轮匝肌、皮肤,将皮瓣向鼻上侧拉紧,切除多余皮肤,间断缝合。

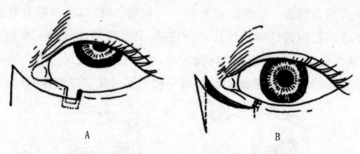

图 9-14　Blaskovic 术

A.切口设计;B.缝合完毕

4.外眦韧带固定术

外眦韧带固定术适用于轻度老年性睑外翻。

外眦水平切开 2 mm,再垂直向下切开下睑全层 4～5 mm(依下睑松弛而定),向颞上方牵拉下睑,使下睑与眼球贴附,切除重叠的多余组织(图 9-15)。将下睑的睑板切缘缝于外眦韧带上,以恢复下睑正常张力。分层缝合眼轮匝肌和皮肤创缘。

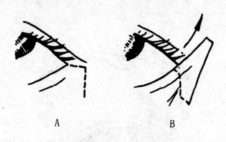

图 9-15　外眦韧带固定术

A.切口设计;B.将下睑向颞上方牵拉,切除重叠的多余组织

5.外眦韧带悬吊术

外眦韧带悬吊术适用于较严重的老年性睑外翻。

外眦角水平切开至眶缘,将外眦韧带下支剪断,向颞上方牵引下睑,恢复下睑正常张力,标记下睑缘上与上睑缘的交叉点。自此点向颞侧,切除睑缘及睫毛,皮肤与眼轮匝肌分离,切除此处的睑板后结膜。暴露眼外侧眶缘骨膜,于外眦韧带上支做一扣眼,游离的外眦韧带下支穿过扣眼,与眶缘骨膜褥式缝合固定。外眦部眼角创缘用垂直褥式缝合,垫以凡士林纱布打包固定,其余伤口间断缝合。如严重的睑缘外翻,可同时距睑缘3.5 mm切除宽约5 mm的下睑结膜及下睑缩肌(图9-16)。打包线8~10天拆除。

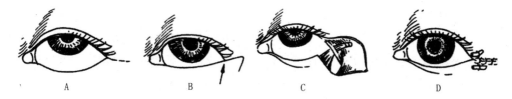

图9-16 外眦韧带悬吊术

A.水平切口;B.标记下睑缘上与上睑缘的交叉点;C.外眦韧带下支穿过上支扣眼,
与眶缘骨膜褥式缝合固定;D.创缘用垂直褥式缝合,垫以凡士林纱布打包固定

6.Lazy-T法

Lazy-T法适用于中度老年性睑外翻。

Lazy-T法做泪小管水平以下下睑结膜横行切口,切透睑结膜及睑板,长度以能矫正外翻、下睑缘贴近眼球为度。于切口下唇的睑板前做分离、上提,将其与切口上唇重叠部分沿水平方向切除、缝合,矫正下睑外翻。再于泪小点外侧做垂直切口,从睑缘至下睑穹隆,全层切开下睑,切口两侧组织用镊子反方向水平牵引,使下睑紧贴眼球为度,将重叠部分做三角形切除。用可吸收缝线间断缝合睑结膜睑板,睑缘全厚缝合。皮下眼轮匝肌对合缝合。间断缝合皮肤,并将睑缘缝线残端固定于皮肤缝结内(图9-17)。

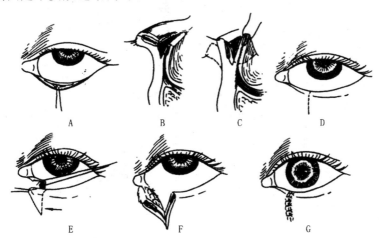

图9-17 Lazy-T法睑外翻整复术

A.下睑结膜横行切口;B.切口下唇睑板前层分离;C.上提下唇睑板结膜组织,将其
与切口上唇重叠部分切除;D.泪小点外侧皮肤作垂直切口;E.切口两侧组织反方向
水平牵引,使下睑紧贴眼球;F.缝合睑结膜睑板、眼轮匝肌、皮肤;G.术后

如为老年性严重睑外翻,可将此法与外眦韧带固定或悬吊术结合应用,可达满意效果。

(三)麻痹性睑外翻

麻痹性睑外翻的手术治疗,一般在确定无恢复可能性、病变稳定 1～2 年以上,或者一旦出现角膜并发症时才进行。由于麻痹性睑外翻与老年性睑外翻同属松弛性外翻,治疗时可参考矫正老年性睑外翻的手术方法。

1.外眦缝合睑裂缩短术

于外眦部沿上下睑缘灰线劈开,其宽度依下睑外翻情况而定,以使睑裂缩小。切除局部后唇睑缘组织,将上下睑内外两层褥式缝合,缝线需通过睑板组织(图 9-18)。

2.Wheeler 术

距外眦 6～10 mm(依所需缩短眼裂上度而定)将上下睑缘灰线切开,直至外眦部,深达睑板宽度。在距外眦 6～10 mm 的下睑做一垂直切口,切除其睑缘组织及其后壁的睑结膜,四周做潜行分离使呈三角形睑板移行瓣。将此瓣插入上睑缘灰线切开处,做褥式缝合固定,在皮肤面打结时垫以凡士林纱布(图 9-19)。相应的上下睑缘前唇组织不必切除,做两针间断缝合。

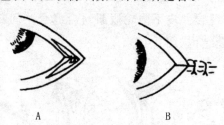

图 9-18　外眦缝合睑裂缩短术

A.下睑内外两层褥式缝合;B.缝合完毕

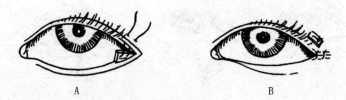

图 9-19　Wheeler 术

A.三角形睑板移行瓣插入上睑缘灰线切开处褥式缝合固定;B.皮肤面打结

3.阔筋膜悬吊术

于外眦外上方颞肌部或发际内做 1 cm 长的切口,分离暴露颞肌,再于内眦部的内上方鼻骨处做一小切口。将引针从颞部切口皮下插入,经下睑板前面,从内眦部切口穿出,形成皮下隧道,注意隧道要靠近睑缘。自股部取宽 3～5 mm、长 15 cm 的阔筋膜条,用引针将筋膜条从鼻侧引入,至颞侧切口穿出。将筋膜缝于鼻骨骨膜上,收紧颞侧筋膜,使睑外翻及睑闭合不全得到矫正,在保持张力情况下,将筋膜缝于颞筋膜上(图 9-20)。

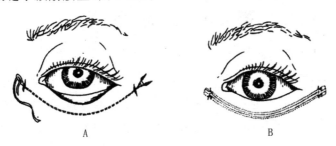

A   B

图 9-20 阔筋膜悬吊术

A.用引针将阔筋膜条从鼻侧引出至颞侧;B.筋膜缝合

(四)痉挛性睑外翻

痉挛性睑外翻常由结膜等急性炎症引起,轻度者一般无须处理,将眼睑轻轻恢复原位即可,同时应积极治疗炎症。严重者可以考虑用下睑缝线法矫正。取双针 3-0 无创缝针线,于下穹隆部中内 1/3 与中外 1/3 处各作褥式缝线,针由下睑穹隆部睑板下缘处刺入,斜向前下方,通过眼轮匝肌与皮下组织,于睑缘下方 2 cm 处皮肤面穿出,两针间隔 5 mm。拉紧缝线,下睑即可复位(图 9-21)。垫以凡士林纱布卷后结扎,术后隔天换药一次,术后 10 天拆线。

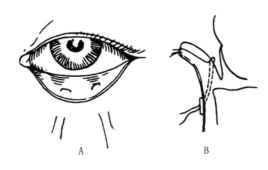

A   B

图 9-21 下睑缝线法

A.下睑穹隆部褥式缝线;B.拉紧缝线,垫以凡士林纱布卷后结扎

(五)先天性睑外翻

先天性睑外翻矫正,于出生后4天内做睑裂缝合,使睑裂暂时关闭。若外翻已较长时间,可做眼睑横径全层缩短术。在近外眦部与睑缘垂直做切口,切除楔形眼睑便可复位。

第六节　上　睑　下　垂

正常人双眼平视时,上睑遮盖角膜上方2 mm左右。上睑下垂者上睑缘的位置低于这个界限,患者为了摆脱下垂上睑对视轴的遮盖,常利用额肌的过度收缩或采用吊头姿势束增加视野,久之造成额部皱纹加深,眉毛上抬,可伴发弱视。

一、病因和分类

上睑下垂分为先天性上睑下垂和后天性上睑下垂。

(一)先天性上睑下垂

先天性上睑下垂最常见,可发生于单眼或双眼。由于上睑提肌发育不全或支配上睑提肌的神经中枢性或周围性缺损所致,常与遗传有关。上睑提肌所含横纹肌纤维量越接近正常,下垂越轻;反之,越少,下垂越重。少数病例是由于上睑提肌外角和内角及节制韧带太紧,限制上睑提肌运动所致,此类下垂较轻,单纯松解上睑提肌内、外角及切断节制韧带可基本上矫正睑下垂。根据先天性上睑下垂的发病情况分为以下几种。①单纯性上睑下垂;②上睑下垂合并上直肌功能减弱;③上睑下垂合并下颌瞬目联运运动;④上睑下垂合并眼部其他先天性畸形,如内眦赘皮、小睑裂、睑缺损、眼睑狭窄、小眼球、斜视或斜位、小角膜、虹膜缺损、脉络膜缺损等。

(二)后天性上睑下垂

根据不同的原因分为5种。

1.外伤性

外伤性后天性上睑下垂常见于上睑撕裂伤、切割伤、重睑术后等,可以部分或全部离断上睑提肌及其腱膜,造成不同程度上睑下垂。

2.神经源性

动眼神经的核上性、核性或周围性病损,都可能造成上睑下垂,常可伴有其他眼外肌的麻痹或瞳孔集合运动的异常。此种上睑下垂是神经系统疾病的体征之一。

从丘脑下区发出的交感神经支配 Müller 肌,经路上任何一处受损害,都可造成 Müller 肌麻痹,呈现轻度上睑下垂,伴有眼球内陷、瞳孔缩小、同侧面部无汗和温度升高,称 Horner 综合征。这种上睑下垂属交感性上睑下垂。

3.肌原性

肌原性以重症肌无力最为常见,可以是单侧或双侧,伴有或不伴有眼外肌运动障碍。上睑下垂下午比上午重。

4.机械性

外伤后遗留的睑部瘢痕增厚、上睑肿瘤等可使上睑重量增加,引起机械性上睑下垂。

5.老年性

老年性多由于老年人的上睑提肌腱膜出现裂孔甚至与睑板分离而造成,此外上睑皮肤松弛症时也可出现上睑下垂。

二、手术治疗

(一)手术时机

1.先天性上睑下垂

一般应在 5 岁以前进行手术为宜。年龄过小,患儿不合作,各部分组织发育尚不完善,增加手术成功的难度;罹病日久,易发生视力减退等并发症。单侧上睑下垂,宜在 3 岁左右手术,以防发生弱视。如为双眼严重下垂,可提前在 1 岁左右手术,因为患儿的皱额、耸肩、头向后仰伸的特殊姿态一旦养成,不易矫正。

若合并其他眼睑畸形,应先矫正眼睑畸形。

2.后天性上睑下垂

外伤或手术所致的上睑下垂由于上睑提肌断裂所致,应于外伤当时及时寻找断端重新修合,否则应在病情稳定瘢痕软化后再进行手术。神经性疾病引起的上睑下垂,且伴有斜视,则应先矫正斜视后再考虑矫正上睑下垂。对麻痹性上睑下垂必须临床确认一切功能不再可能恢复时,才考虑手术治疗,一般至少非手术治疗半年后方能确认。

(二)术前准备

要选择好适当的上睑下垂矫正术,术前必须了解。

1.下垂程度

两眼平视前方,上睑缘的正常位置应遮盖上方角膜 2 mm 左右。如果遮盖

6 mm,则其下垂量为 4 mm。

按测量结果上睑下垂分轻度(1～2 mm)、中度(3 mm)和重度(≥4 mm)3 种类型。

2.上睑提肌功能

用拇指压于双眉弓处,摒除额肌的代偿作用,令患者向下看,此时将米尺"0"刻度放在睑缘水平,然后让患者向上看,测得上睑缘上提的幅度。有些学者统计我国正常人的上睑提肌活动幅度为13.37±2.55 mm。

上睑提肌肌力可分为良好(8 mm)、中等(4～7 mm)、弱(0～3 mm)3 级。弱者只宜选用额肌作为动力的手术。

凡具有上睑皱襞的,其肌力必定良好。但小儿无法测定,可观察小儿有无上睑皱襞及额肌收缩情况来判断。有学者建议翻转上睑后,不能自行复位者,说明肌力弱。

3.上直肌功能

提起双眼上睑,使患者眼球向各方向运动,比较两眼是否对称,以观察外眼肌与上直肌的功能。如有上直肌麻痹或不全麻痹(即眼球不上旋,角膜仍在原来位置里),表明患者缺乏 Bell 现象,不宜做上直肌移植的上睑下垂矫正术。

4.视力与屈光

由于上睑下垂往往伴有眼外肌的不平衡或眼球发育异常而可能产生弱视,因此对每个合作的患儿均应做视力检查和屈光测定。

5.外眼肌平衡测定

提起双眼上睑,眼球向各个方向运动。若协调一致,无斜视、复视,可做手术。

6.其他

排除重症肌无力、下颌—瞬目现象或 Horner 综合征引起的睑下垂。重症肌无力的上睑下垂具有上午轻、下午加重及稍事休息又好转的特点,肌内注射新斯的明 0.5 mg,15～30 分钟好转;下颌—瞬目现象即咀嚼时眼睑下垂消失;Horner 综合征的交感神经下垂,用可卡因滴眼后好转。

(三)手术方法

目前,矫正睑下垂的手术方法甚多,可分为以下几种。①缩短或增强上睑提肌力量的手术,这种手术合乎生理和美容的要求,但条件须是上睑提肌功能尚未完全消失的患者;②借用额肌力量的手术,当上睑提肌功能消失或特别差(肌力在 3 mm 以下)者,则需借用额肌力量来矫正上睑下垂,这类手术中以形成额肌瓣后直接悬吊效果最为理想;③凭借上直肌力量的手术。最后一种手术因其严重的并发症,一般不宜采用。

1.上睑提肌腱膜内外角间横向束带松解术

上睑提肌腱膜内外角间横向束带松解术适用轻度的上睑下垂,多数患者表现为一大一小眼裂。

按重睑线切开皮肤,去除切口下唇部一条眼轮匝肌,暴露眶隔和上睑提肌腱膜。在上睑提肌内外角部即近内外眦角部,可见横向细条索状纤维,将其纵向分离切断,患者微有睁眼可见眼裂较术前增大。令患者坐起,如上睑缘遮盖角膜位置已达正常,则可按重睑术缝合伤口。如上睑仍有部分下垂,可将睑板上缘中点约 3 mm 处的上睑提肌腱缝合于睑板中 1/3 处,再观察上睑位置是否正常。直至调整到预定位置后,再于该缝线内外分别各固定 2 针,使睁眼时上睑缘呈自然弧度,然后按重睑术法缝合伤口。

2.上睑提肌缩短术

上睑提肌缩短术适用于轻、中度上睑下垂,上睑提肌肌力在 4 mm 以上的患者。其方法大致分为皮肤入路、结膜入路或两种入路联合操作。经皮肤入路手术野大,上睑提肌暴露较为满意,术后重睑也美观,但缺点是分离暴露结膜面的上睑提肌不方便。经结膜切口虽然穿隆结膜面分离上睑提肌方便,但暴露该肌受到一定限制,上睑提肌缩短量较小,而且对泪腺、副泪腺和杯状细胞的影响较大,因此可经皮肤、经结膜联合切口手术操作较为便捷。每矫正 1 mm 下垂量,须缩短上睑提肌 4~6 mm,下垂在 4 mm 者,需缩短 20~24 mm。

(1)经结膜的上睑提肌缩短术:适用于上睑提肌肌力较好(6 mm 以上)而下垂较轻的患者。

露出上穹隆结膜。距睑板上缘 3 mm 处水平切开结膜,用剪刀向上分离结膜,显露出上睑提肌。于颞侧睑板上缘做一纵向切口,腱膜前钝性分离,鼻侧穿出。用血管钳从颞侧切口伸入,一叶置于 Müller 肌后,扣住血管钳。在睑板与血管钳之间切断 Müller 肌和腱膜。用剪刀向上分离上睑提肌至所需的高度。牵引血管钳测试肌肉的弹性及内外角的位置,确定切除量。在所需切除肌肉的上端 3 mm 处,从后到前做 3 对并列的褥式缝线,留长线头,并在肌肉上绕一圈以防滑脱。切断肌肉,切除上睑板 1~2 mm,将3 对褥式缝线从后斜向前穿过睑板上部,至相当于上睑皱襞处的皮肤穿出,将缝线结扎于小棉花卷上(图 9-22)。球结膜连续缝合。

术后每天换药。睑结膜缝合时其线结暴露于眼内,容易引起角膜损伤,故在换药时要注意观察角膜情况,一旦发现角膜有炎症或损伤可能,应及时予以处理。

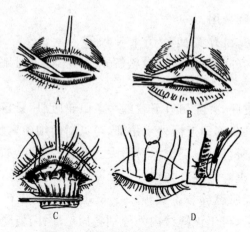

图 9-22　经结膜上睑提肌缩短术

A.切口；B.用血管钳扣住上睑提肌；C.3 对并列的褥式缝线；D.缝线结扎

（2）经皮肤上睑提肌缩短术：适用于上睑提肌肌力在 4 mm 或以上的先天性、老年性、外伤性或其他型的上睑下垂患者。重睑切口，切除部分跟轮匝肌，显露上睑提肌腱膜。向上剥离，在睑板上缘水平，为眶隔与上睑提肌互相交织之处，眶隔受脂肪压迫呈外凸状。向上分离，暴露节制韧带。在上睑提肌的内外侧各切开一小切口，剥离腱膜，沿睑板上缘将腱膜夹住、切断、下牵。上睑提肌游离要充分，否则影响缩短量而矫正不足，但同时要注意避免损伤上直肌、上斜肌及泪腺等组织。于预期位置处做 3 针褥式缝线将上睑提肌固定于睑板前方。嘱患者睁眼，检查下垂是否得到满意矫正，否则重新调整，剪去多余上睑提肌及其腱膜（图 9-23）。将肌肉断端与睑板缝合，间断缝合皮肤。

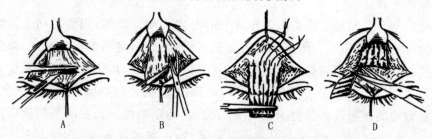

图 9-23　经皮肤上睑提肌缩短术

A.夹住上睑提肌腱膜并切断；B.将眶隔、眶脂肪从上睑提肌腱
膜前上方推开；C.做 3 针褥式缝线；D.剪去多余上睑提肌

（3）主要并发症的处理：上睑提肌缩短术治疗中、轻度上睑下垂可获得较满意的效果，但有时可发生如下并发症。①矫正不足：上睑提肌缩短不充分所致，半年后可再次行上睑提肌缩短术或改用额肌悬吊术。②矫正过度：由于上睑提肌切除过多或固定上睑提肌于睑板上位置过低引起。术后早期发现过度矫正在

3 mm 以上者,尽早拆除缝线,可将上睑缘褥式缝线向下牵拉上睑,胶布固定于眶下缘处;或者重新切开调整上睑提肌的缝合位置。

3.阔筋膜额肌悬吊术

通过悬吊材料将额肌与睑板连接起来,借助额肌的拉力来代替上睑提肌功能而上提眼睑。悬吊材料有丝线、金属丝、硅胶条、真皮、筋膜等,临床上最常用的是自体阔筋膜。

本术式适用于:①上睑提肌肌力在 4 mm 以下或完全消失的先天性和后天性上睑下垂;②伴有睑裂狭窄综合征的上睑严重下垂;③小于 3 岁的儿童重型先天性上睑下垂;④其他不适于上睑提肌缩短术的各种类型的先天性上睑下垂。

额肌瘫痪或额肌瘢痕挛缩的患者,不能施行此手术。

自大腿外侧取阔筋膜,长 10～16 cm,宽约 0.6 cm,分成两条,各宽 0.2～0.3 cm。如为单侧上睑下垂,则只切取宽为 0.3 mm 一条即可。

眉上缘相当于瞳孔正中和内外眦位置处各做一横切口,长约 0.5 cm,暴露额肌。距睑缘6～7 mm标记线切开上睑皮肤,剪除睑前方眼轮匝肌一条,暴露睑板。将筋膜引针从眉部中央切口穿入,经皮下从上睑切口穿出。将长 8 mm、宽 3 mm 的筋膜条穿入引针孔,将筋膜条从眉中央切口引出。用同法将筋膜条的另一端从眉上缘外眦切口引出。将筋膜条中央弯折形成的"V"形,尖端褥式缝合固定于睑板中外 1/3 交界处的腱膜上,并穿透睑板全层1/2。筋膜条固定在睑板上的位置应在睑板中点偏低处。同法在上睑另一半形成另一个"V"形筋膜条,固定于睑板中内 1/3 交界处(图 9-24)。形成倒梯形,或用筋膜片呈"V"形悬吊。将眉上方的筋膜在适当的拉力下固定在额肌上。通常使上睑缘达到角膜上缘水平,且闭眼时有 3～4 mm 闭合不全为度。缝合切口,术后临睡前应涂眼膏保护角膜,防止发生暴露性角膜炎。

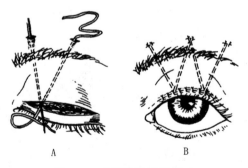

图 9-24　阔筋膜额肌悬吊术

A.将筋膜条引入眉部和上睑切口;B.筋膜条固定缝合

术后主要并发症:①暴露性角膜炎。由于下垂矫正过度,兔眼过大,角膜暴露、干燥引起。应注意预防,早期发现,及时处理。②矫正不足。由于缝线拉紧不够或缝线结扎太松所致,应术中注意测试,一旦发现即刻矫正。③上睑内翻。主要由于筋膜固定在睑板上的位置过于贴近睑板上缘,术中注意测试可以发现,应及时处理。

4.额肌瓣转移悬吊术

额肌瓣转移悬吊术适用于:①上睑提肌肌力在 4 mm 以下或完全消失的任何类型的先天性和后天性上睑下垂;②年龄3岁的儿童重型先天性上睑下垂;③其他不适于上睑提肌缩短术者。

额肌麻痹或瘢痕形成等以致额肌功能障碍者,均为本术式禁忌证。

在上睑重睑成形术切口位置、眉下缘处中 1/3(或眶上切迹外侧旁开 1.5 cm 长的眉下)各作标记。按标志切开重睑切口,达眼轮匝肌下层,切开眶隔,切除自然疝出的眶内脂肪,剪除睑板前方宽约 2 mm 一条眼轮匝肌,显露睑板。上推眉部皮肤,使眉下切口线移至眶上嵴处。沿标记作眉下切口,切开此处眼轮匝肌及额肌达骨膜浅面。用薄的剥离子在骨膜表面的疏松组织中向上剥离,直达发际,剥离宽度至少应为3.5 cm。将宽约 3.5 cm 的额肌连同其上的皮肤一并掀起,将已掀起的额肌与其表面的皮肤相分离,在皮下将已剥离的额肌的内侧自下向上切开,形成额肌瓣。额肌与骨膜分离时注意勿损伤眶上切迹处的眶上神经血管束。额肌瓣的游离要充分,但外侧不宜切断,否则易损伤面神经的额支。将肌瓣自眉下切口拉出,并向下牵引达眶缘至瞳孔的中点处,一般额肌瓣需下移 1.5 cm 左右。自眶隔后间隙伸到眶上缘眶隔在眶骨上附着处,刺破眶隔进入眉下切口,扩大眶隔开口,使额肌瓣能顺利通过达重睑切口。将额肌瓣与睑板做 1 针褥式缝合,嘱患者睁眼平视,测试上睑缘达到角膜上缘水平为标准,必要时须重新调整缝合。然后于内、中、外间断缝合 3 针加固。按重睑形成术缝合重睑切口,再缝合眉下切口(图 9-25)。额部包扎 24 小时,术后 7 天拆线。

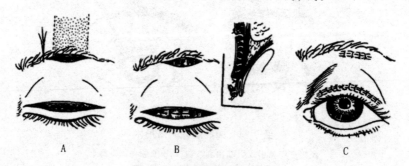

图 9-25 额肌瓣转移悬吊术
A.切口及分离额肌;B.额肌瓣与睑板褥式缝合;C.缝合切口

常见主要并发症:①矫正不足。术中测试即发现不足应及时矫正额肌与睑板缝合的位置;如拆除缝线后睑缘下降者,可半年后再次矫正。②暴露性角膜炎。由于术中损伤,或矫枉过正,术后兔眼明显而未加保护引起,需及时治疗。③眉区血肿。此区手术操作是盲目分离,难以直视下止血,须警惕血肿形成;一旦发现有血肿,应及时处理以防止血液浸入球后压迫视神经引起失明。④睑迟滞现象。因利用额肌代替上睑提肌作用,所以当眼球下转时,上睑不能随同运动。

5.眉区额肌筋膜瓣悬吊术

按重睑线标记,切开皮肤,在眼轮匝肌浅层向上剥离,依次暴露眼轮匝肌睑部、眶隔前部、眶部、眉部额肌及筋膜,剥离范围达眉上缘 0.5~1.0 cm 处,使眉部额肌及筋膜一并掀起并在骨膜上推移。将掀起的额肌筋膜组织在眉的内中1/3、外中 1/3 交界处纵行切开,形成一蒂在上方的矩形额肌筋膜瓣。注意保护眶上神经血管束。剪除一条睑板前方的眼轮匝肌,暴露睑板,在眶隔与眼轮匝肌之间分离形成一隧道,将额肌筋膜瓣通过眼轮匝肌深面的隧道向下方推进,达睑板中部水平。本法分内、中、外三点将额肌筋膜瓣与睑板中下部水平线作褥式缝合固定(图 9-26)。测试以平视时睑缘达角膜上缘水平线,闭眼时有 3~4 mm 闭合不全为准。按重睑术缝合切口。包扎以压眉区为主,眼部轻压。额部眼部包扎24 小时。术后短期内因有眼睑闭合不全存在,睡眠前应涂眼药膏或戴护眼罩。

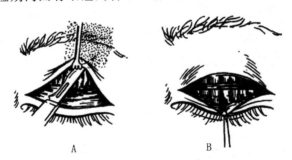

图 9-26 眉区额肌筋膜瓣悬吊术

A.切口及分离额肌筋膜瓣;B.额肌筋膜瓣与睑板缝合固定

参 考 文 献

[1] 孔晓路,陈霞,杨明明,等.眼科疾病处置精要与病例分析[M].南昌:江西科学技术出版社,2022.

[2] 施殿雄.实用眼科诊断[M].郑州:河南科学技术出版社,2022.

[3] 李梅.眼科疾病诊断治疗实践[M].天津:天津科学技术出版社,2021.

[4] 韩启超,张素红,牟丽丽.眼科疾病诊疗学[M].沈阳:辽宁科学技术出版社,2022.

[5] 沙倩.眼科疾病临床诊疗与新进展[M].天津:天津科学技术出版社,2021.

[6] 王琴,杨丽,吴孟波.眼科护理培训教程[M].长沙:中南大学出版社,2022.

[7] 张颖.眼科急症工作实用手册[M].北京:人民卫生出版社,2022.

[8] 陈景尧.临床常见眼科疾病诊治对策[M].北京:科学技术文献出版社,2020.

[9] 李兰.现代眼科疾病规范诊治与新进展[M].天津:天津科学技术出版社,2020.

[10] 瞿佳,陈燕燕,吴文灿.眼科医疗质量管理与评价[M].北京:人民卫生出版社,2022.

[11] 马伊.新编眼科疾病诊疗学[M].天津:天津科学技术出版社,2020.

[12] 李艳丽.眼科检查技术与疾病概要[M].沈阳:沈阳出版社,2020.

[13] 蒋敬霞,门盛男,耿斐,等.眼科护理与临床用药[M].成都:四川科学技术出版社,2021.

[14] 姜蕾.眼科临床诊治基础与技巧[M].长春:吉林科学技术出版社,2020.

[15] 张海涛,王述强,赵阳忠.临床眼科诊断与治疗探究[M].西安:陕西科学技术出版社,2022.

[16] 李玲.现代眼科疾病诊疗学[M].昆明:云南科技出版社,2020.

［17］郑得海.眼科疾病诊疗学［M］.长春:吉林科学技术出版社,2020.

［18］付庆东,杨文利,杨亚军,等.简明眼科超声生物显微镜检查［M］.北京:北京科学技术出版社,2022.

［19］张宗端,晋秀明,潘钦托,等.眼科显微手术学基础［M］.北京:人民卫生出版社,2022.

［20］郝艳洁.精编眼科疾病诊疗方法［M］.天津:天津科学技术出版社,2020.

［21］宋宗明,张红梅,杨滢瑞.眼科手术部设计规划及运营管理［M］.郑州:郑州大学出版社,2022.

［22］沈健,胥利平,付琳.眼科临床技能操作［M］.北京:科学出版社,2021.

［23］刘君.现代耳鼻咽喉与眼科疾病诊疗精粹［M］.济南:山东大学出版社,2022.

［24］晁岱岭.眼科疾病临床诊疗要点［M］.南昌:江西科学技术出版社,2020.

［25］鲍莹.眼科疾病的现代诊断与治疗［M］.北京:科学技术文献出版社,2020.

［26］李琳琳.临床常见眼科疾病诊疗［M］.北京:科学技术文献出版社,2021.

［27］张鸿.眼科临床检查与诊治技巧［M］.昆明:云南科技出版社,2020.

［28］刘莛.临床常见眼科疾病诊疗与病案教学探讨［M］.北京:中国纺织出版社,2022.

［29］赵刚.现代五官科疾病诊疗实践［M］.北京:中国纺织出版社,2022.

［30］杨亮,周夕湲,喻茂文.现代全科医疗临床实践［M］.北京:中国纺织出版社,2022.

［31］修彩梅.眼科手术操作技术与临床实践［M］.北京:科学技术文献出版社,2020.

［32］吕红彬.眼科精选病例分析［M］.北京:中国科学技术出版社,2021.

［33］李会琳,于楠楠,金迪,等.眼科学基础与疾病诊治［M］.北京:中国纺织出版社,2022.

［34］吴开力,黄冰.眼科学动物实验基础与技术［M］.北京:人民卫生出版社,2022.

［35］吴革平.耳鼻咽喉与眼科疾病临床诊疗技术［M］.济南:山东大学出版社,2021.

［36］林文婧,柯晓郑,黄艳.自制握持式蛙型给氧支架在眼科手术的应用效果［J］.福建医药杂志,2022,44(4):157-159.

［37］范昕彤,王嘉健,翟如仪,等.真性小眼球继发闭角型青光眼多联手术治疗的短期效果分析［J］.中国眼耳鼻喉科杂志,2022,22(2):137-143.